Wechseljahre einer Blondine

Für Tüstus, Raiplus, Schneeweißchen, Ilse und Frau.
Ihr wisst, wer gemeint ist!

Danielle Rohrer

Wechseljahre einer Blondine

Vom mutigen Kampf gegen Hormone, Hitzewallungen und Hängebusen

Mit Illustrationen von Jana Moskito

SCHWARZKOPF & SCHWARZKOPF

INHALT

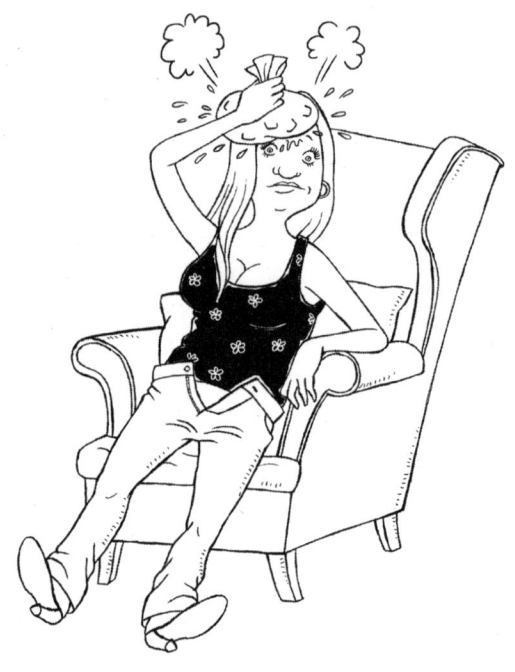

»Was soll ich sagen, wenn mir der Schweiß ausbricht?
Dass ich drogenabhängig bin? Nein, verdammt noch mal,
ich bin in den Wechseljahren!«

ROSALIND BAFFOE

PROLOG

»Ab einem gewissen Alter muss man sich
entscheiden: entweder Gesicht oder Hintern.«
EINE GERADEZU WELTBEWEGENDE ERKENNTNIS
VON MARLENE DIETRICH

Oh, mein Gott. Was war denn das? Irgendetwas stieg in mir hoch – und es war nicht die Leidenschaft … Zwei Minuten später: Uff! Ich hatte überlebt. Der Spuk war vorbei, aber mein Nacken dafür klatschnass, der Schweiß rann mir quasi aus den Haaren den Rücken hinunter. Dabei war es Januar, keineswegs Hochsommer, und ich trieb nicht etwa Hochleistungssport, sondern saß ruhig und entspannt an meinem Schreibtisch im Büro, in einem durchaus angenehm temperierten Raum und in keiner Sauna. Und dann fröstelte ich plötzlich, von einer Sekunde auf die andere. Außerdem hatte ich das unangenehme Gefühl, auszusehen wie eine Tomate – eine Befürchtung, die sich beim Blick in den Spiegel bestätigte. Meine Gedanken überschlugen sich: Habe ich Kreislauf? Werde ich krank? Würde ich umkippen, kollabieren, mich gar auflösen und zerlaufen wie Butter in der Sonne?

Wie auch immer, eines stand fest: Ich müsste mich jetzt mal ganz schnell trockenlegen und die Klamotten wechseln. Ganz blöd, das. Denn zufälligerweise habe ich im Büro selten mein Strichköfferchen mit Ersatzkleidung dabei.

Beim notdürftigen Frischmachen im Vorraum der Toilette traf ich meine Kollegin Christel, 58 Jahre alt und immer noch unverschämt sexy. Ein Typ wie Iris Berben. Sie sah mich wissend an und fragte scheinheilig: »Was ist denn mit dir los? Du siehst ja aus wie eine Tomate!« Ach! Ich beschrieb ihr meine Symptome und schlussfolgerte schlau: »Ich glaube, ich habe Kreislauf.« Die Antwort war ein lautes Lachen: »Nee, Mädel, willkommen im Club! Du bist in den Wechseljahren.«

So ein Quatsch! Beleidigt wandte ich mich ab. Die spinnt wohl, die Christel. Und überhaupt: Ich war doch erst 45 ½! Frechheit!

Und dennoch: Ein Restzweifel blieb. Ich ging also in mich, überlegte, rechnete und betrieb bei einem Telefonat mit meiner Mutter Ahnenforschung, indem ich sie fragte, wie das denn bei ihr so war und wann das anfing …

Der Blitz der Erkenntnis traf mich wie ein Hammerschlag: Ach, du Scheiße. Puuuh! So war das also. Dazu war ich doch noch gar nicht bereit und überhaupt hatte ich mir meine erste Hitzewelle ganz anders vorgestellt.

1. Kapitel

GESTATTEN: BLONDIE!

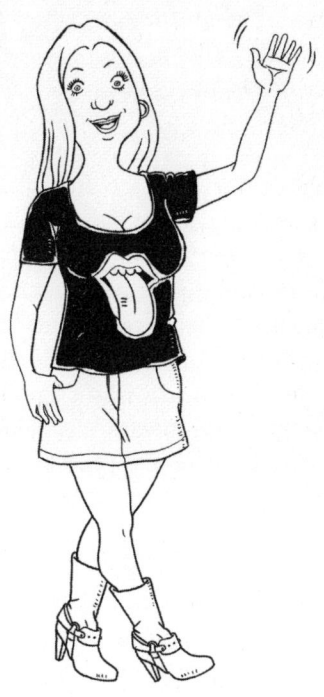

>>Ich bin das Mädchen, das seinen guten Ruf
verloren, aber nie vermisst hat.<<

MAE WEST

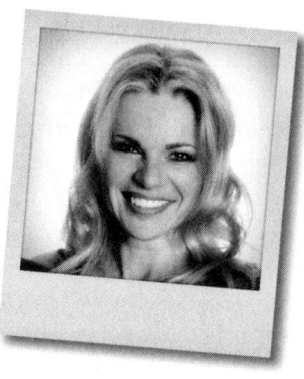

An dieser Stelle sollte ich mich vielleicht mal bei Ihnen vorstellen: Ich heiße Danielle Rohrer – laut Personalausweis richtigerweise Daniele mit einem »l«. Ja! Jaahaa!! Ich höre förmlich Ihre Verwunderung: »Das ist doch ein italienischer Männername!« Ich weiß, ich weiß … und dennoch bin ich eindeutig eine Frau. Die Schreibweise meines französischen Vornamens verdanke ich schlicht und ergreifend einem Versehen meines Vaters. Im Überschwang der Glücksgefühle über die Geburt seiner ersten Tochter vergaß er beim Eintrag auf dem Standesamt ein »l«. Kann ja mal vorkommen. Man wird ja nicht jeden Tag zum ersten Mal Vater. Und die Standesbeamten von damals waren wohl noch nicht so auf Zack wie heute, wo sie höchstwahrscheinlich Sonderschulungen bekommen, um das Schlimmste für manche neugeborenen Kinder zu verhindern – mit Argusaugen, Namensbüchern und viel Überzeugungskraft gegen die zweifelhafte Kreativität der stolzen Eltern.

Später wurde mir von Amts wegen mitgeteilt: Den Namen nachträglich ändern zu lassen wäre hoch kompliziert. Ich hasse komplizierte Sachen. Deshalb habe ich mich lieber daran gewöhnt, öfter mal erklären zu müssen, dass wirklich ich es bin, die diesen Namen trägt – zum Beispiel jedes Mal beim Bezahlen mit meiner Kreditkarte. Bei inoffiziellen Handlungen schreibe und unterschreibe ich mit »ll«, weshalb ich mich bei jeder Unterschrift aufs Schärfste konzentrieren muss: Wann bin ich die männliche Daniele, wann die weibliche Danielle? Eine echte Herausforderung für die grauen Zellen, von der ich mir aber erhoffe, dass sie so ganz nebenbei den Abbau derselben verhindert.

Die weibliche Danielle ist jedenfalls inzwischen 48 Jahre alt, erfreut sich bester Gesundheit und ist sogar verheiratet. Nach 20 Jahren wilder Ehe habe ich mich dann doch noch getraut – am 8.8.2008, um genau zu sein. Damit Mann sich das auch merken kann, und zwar der Mann, der, als er das Thema meines Buches erfuhr, misstrauisch fragte: »Du schreibst doch aber nicht etwa über mich?« Als ob er einen Ruf zu verlieren hätte! Meine Rache für das mangelnde Vertrauen des mir zugemuteten Ehemanns ist die Anrede »Göttergatte«. Jeder kriegt eben den Namen, den er verdient, wie ich ja aus Erfahrung weiß. Der Göttergatte und ich haben keine Kinder, dafür aber mehrere Patenkinder, eine Wasserschildkröte sowie einen Patenhund und einen Patenpapagei.

Und dass Sie das auch gleich wissen: Dummerweise ist der Göttergatte genauso alt wie ich. Das war ziemlich ungeschickt von mir. Denn neben ihm werde ich nie so richtig jung aussehen. Cleverer wäre ein 20 Jahre älterer, gediegener Herr gewesen. Möglichst mit Millionen auf dem Konto. Aber irgendwie hatte ich in den letzten 20 Jahren gerade keinen solchen zur Hand. Und mit 44 muss man ja dankbar sein, wenn man überhaupt noch geheiratet wird – so als nicht mehr ganz schlanke Durchschnitts-Blondine ohne Geld. Außerdem, man kann ja nicht alles haben. Ich bin aber auch nicht unzufrieden, jedenfalls meistens nicht.

Geboren bin ich im Sternzeichen des Stiers – dem besten Sternzeichen überhaupt, sagt man uns doch Sinnenfreude, Treue, Fleiß, Ordnungsliebe und Bodenständigkeit nach. Negativ eingestellte Menschen bezeichnen diese positiven Eigenschaften auch als Maßlosigkeit, mangelnde Flexibilität, Streberei, Pedanterie und Starrsinn … »Trotzdem« erfreue ich mich eines ausgefüllten Soziallebens in Form einer netten Familie, lieber Freunde und Kollegen, lebe in sogenannten gut situierten Verhältnissen und genieße ein weitestgehend angenehmes Berufsleben als Lektorin und Werbetexterin. Das heißt: Als Werbetexterin bin ich für so manchen Schwachsinn, den Sie in Ihrem Briefkasten finden, persönlich verantwortlich und als Lektorin »verschlimmbessere« ich die Texte anderer Leute. Böse Zungen behaupten: Ich werde für meine angeborene Besserwisserei bezahlt.

So weit ist also alles in bester Ordnung bei mir. Ich habe nur ein Problem, das, wenn ich mal ehrlich bin, nicht wirklich eines ist. Zumindest nicht, wenn man es mit der Weltwirtschaftskrise, den Verstößen gegen die Menschenrechte, der Klimaerwärmung oder gar dem Ausscheiden der Deutschen Fußball-Nationalmannschaft im Halbfinale der EM 2012 gegen Italien vergleicht. Ich werde älter!

Und ich bin blond. Zugegeben, nicht ganz echt, aber schon ziemlich lange. Und im Geist sogar noch viel länger. Die Haarfarbe ist mir also quasi in Fleisch und Blut übergegangen.

2. Kapitel

BLONDINEN BEVORZUGT –
ODER AUCH:
DER LANGE WEG ZUM BLOND

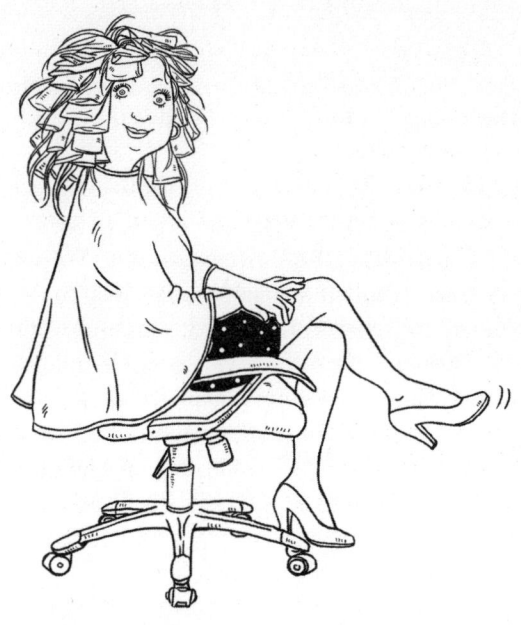

>>Manche törichte Blondine ist
in Wahrheit eine clevere Brünette.<<
JOHANNES HEESTERS

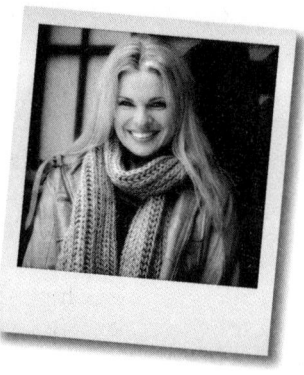

O kay, ich bin ja mittlerweile, wie bereits erwähnt, schon 48. Das heißt, ich bin in den 70ern sehr jung gewesen. Im schrillen Zeitalter des Glitters und der Schlaghosen also. Und der Mega-Bands wie Sweet, Bay City Rollers, Kiss und natürlich ganz besonders ABBA. Vielleicht erinnern Sie sich: Damals kam kein Mädchen am ABBA-Anna-Syndrom vorbei. Auch ich träumte von den schönen langen blonden Haaren der Sängerin und beneidete insgeheim meine beste Freundin Jeanette, die zwar keine schönen langen, aber wenigstens blonde Haare hatte. Ich selbst glich dem Idol meiner Jugend leider überhaupt nicht – so mit dunklem Schopf und Zahnspange. Ohne Zweifel: Mein Aussehen war ein hartes Los, geradezu ein Schicksalsschlag, der mich dazu zwang, mich in der Öffentlichkeit als Fan der dunkelhaarigen ABBA-Annifrid auszugeben, während ich heimlich die Bilder der blonden Anna sammelte.

Die logische Folge: Als ich mit 18 von zu Hause auszog, lehrte ich nicht mich selbst das Fürchten, sondern meine Haare. Vom Alternativ-Look in Hennarot über die typische 80er-Jahre-Roberto-Blanco-Dauerwelle, die Jahre braucht, um wieder herauszuwachsen, bis hin zum feschen Nena-Stufenschnitt mit

Stirnband mussten sie alles mitmachen. Endlich, endlich, mit Anfang 20, brachte ich den Mut auf zu ordern: Einmal Krassblond, bitte! Im Vertrauen: Es sah grauenhaft aus. Zwei Jahre und viele kaputte Haare später glaubte ich, meinen Jugendtraum vom Blond psychisch und haarig überwunden zu haben. Es folgte ein schockierender Wechsel zum Tiefschwarz. Und von da langsam wieder zurück zur Natur. Meine Haare hatten es nötig … Wobei: Natur ist relativ. Ich kam dem Geheimnis vieler Hollywood-Stars auf die Schliche und gönnte mir eine lange, dicke dunkle Mähne aus Extensions. Aber die Farbe war tatsächlich ausnahmsweise einmal echt.

Und ich war sicher, das ABBA-Anna-Syndrom damit ein für allemal überwunden zu haben. Bis – ja … Bis wann eigentlich? Ich glaube, bis ich so Anfang 30 war und einen Schock erlitt. Und das kam so: Sommer, Sonne, Cabrio. Die Sonne schien mir aufs Haupt, als ich, aufmerksame Autofahrerin, die ich bin, in den Rückspiegel schaute. Ich wollte meinen Augen nicht trauen! War da etwa ein graues Haar oder spielte mir das grelle Licht einen hundsgemeinen Streich? Bei genauerem Hinsehen bemerkte ich: EINES??? Nein, EINIGE! Das konnte ich nicht billigen.

Auf dem Nachhauseweg machte ich einen Abstecher zum nächsten Drogeriemarkt und deckte mich mit Haartönungen ein. Auf diese Weise behalf ich mir circa drei Jahre lang. Dann wurden die Tönungen zu stark deckender Farbe. Weitere zwei Jahre später wollte ich die Schweinerei, die inzwischen aller zwei Wochen im Bad stattfand, wieder reduzieren und ließ mir vom Friseur die ersten blonden Strähnchen färben, um den Haaransatz zu entschärfen und die Färbe-Intervalle zu vergrößern. Man arbeitet ja mit allen Tricks. »Lichtreflexe« nannte mein Friseur das damals. Es dauerte weitere zwei Jahre, bis mein Kopf ein einziger Lichtreflex war – und ich mein zweites Leben als Blondine startete. Da war ich circa 38 Jahre alt. Ich habe also jetzt exakt zehn Jahre Blondinen-Erfahrung.

Mein jetziges Blond ist nicht ganz so krass. Mit viel gutem Willen und regelmäßigem Nachfärben könnte man fast glauben, es wäre echt. Das bewog mich, meine Umwelt arglistig zu täuschen und mein zweites Blondinen-Dasein hochwissenschaftlich als »empirische Studie« einzuordnen. Man sagt ja, Blondinen würden bevorzugt und hätten es leichter im Leben. Das wollte ich am eigenen Leib überprüfen.

Ich kann das Fazit gleich vorwegnehmen: Es ist tatsächlich was dran. Mein damaliger Chef konstatierte lakonisch: »Na, endlich hast du deine Haarfarbe deinem IQ angepasst.« Um mich gleich darauf zu befördern. Und das – ich schwöre – ganz ohne Sex! (Obwohl: Ihnen kann ich es ja verraten. Ich habe ihm mit sexueller Belästigung gedroht, sollte er nicht machen, was ich will.) Auf jeden Fall hatte sich das Experiment postwendend gelohnt.

Das ist aber nicht der einzige Grund, weshalb ich gerne blond bin. Ich habe nämlich festgestellt, dass man als Blondine freundlicher angelächelt wird, dass schneller jemand anhält, wenn man mit einer Reifenpanne am Straßenrand steht – und dass man häufiger unterschätzt wird. Man kann also mit relativ wenig Intelligenz für große Überraschungsmomente sorgen.

So viel zu den Ergebnissen meiner Studie. Aber da kann ich noch so schlau daherschreiben … Sie haben mich sicherlich längst durchschaut. Und Sie haben natürlich recht. Denn selbstverständlich hat meine Haarfarbe auch noch ganz pragmatische Gründe: Erstens schmeichelt ein blonder Schopf laut renommierten Fachfrauen ein paar Falten weg. Und zweitens: Bei einem blonden Kopf sieht man die grauen Strähnen und den berühmten »friedhofsblonden Haaransatz« tatsächlich nicht so schnell. Inzwischen lasse ich alle vier Wochen nachfärben. Bei dunklen Haaren müsste ich alle zwei Wochen einen halben Tag beim Friseur verbringen. Und da mit zunehmendem Alter die Zeit bekanntlich immer knapper wird, muss man sich das gut überlegen …

Damit wäre das mit der Farbe wohl geklärt. Aber wie steht es mit der Haarlänge? Von erfahrenen Klimakterianerinnen wird ja oft glaubhaft versichert, dass man sich spätestens ab 40 die Haare abschneiden müsse. Angeblich soll das jünger machen. Verstanden habe ich dieses Argument allerdings nie. Warum soll es jünger machen, wenn man die Haare kürzt und so die gnädigen Schatten vom alternden Gesicht nimmt? Wenn man damit den Falten quasi mehr Raum einräumt? Wieso bringt man sich selbst um die kaschierenden Strähnchen vor den erschlaffenden Wangen? Will man damit erreichen, dass das Doppelkinn in voller Schönheit zur Geltung kommt?

Eben. Nee. Entgegen aller wohlgemeinten Ratschläge und ungeschriebenen Gesetze habe ich mir zwei Wochen vor meinem 40. Geburtstag neue blonde Extensions machen lassen. Und heute, acht Jahre später, bin ich zwar extensionfrei, trage meine Haare aber immer noch relativ lang. Wer kann, der kann!

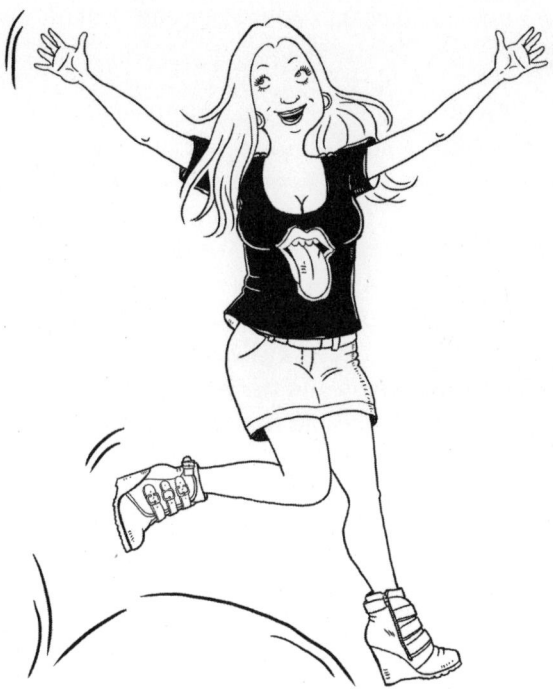

3. Kapitel

HURRA, ICH BIN EIN BEST AGER!

>>Das Altern hat sicher Vorteile.
Uns fällt nur gerade keiner ein.<<
SUSANNE FRÖHLICH, CONSTANZE KLEIS

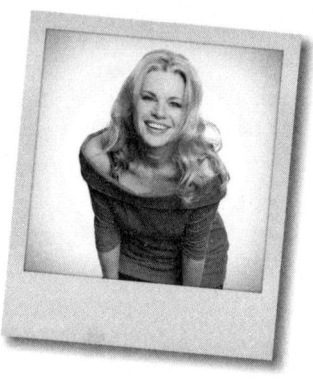

Wechseljahre sind irgendwie uncool. Oder kennen Sie jemanden, der zugibt, in den Wechseljahren zu sein? Also, außer mir jetzt? Oder gar jemanden, der in den Wechseljahren sein WILL?? Wahrscheinlich nicht. Schon allein das Wort »Klimakterium«! Es kommt aus dem Griechischen und bedeutet so was wie »Lebensstufe«. Hm. Geht's jetzt aufwärts oder abwärts? Oder enthält es vielleicht gar einen Schreibfehler? Sollte man es nicht besser in der Mitte mit »ck« schreiben – wegen der Macken, die spätestens jetzt nicht mehr vertuscht werden können?

Fakt ist: Über diese Lebensphase wird nicht gern gesprochen, zumindest nicht außerhalb ärztlicher Sprechzimmer. Und das mit gutem Grund, denn eine ähnlich unbeliebte Lebensphase ist höchstens noch die Pubertät. Aber wenn man die überstanden hat, ist man wenigstens ein ausgereifter Mensch. Die Wechseljahre dagegen sind – hart, aber wahr – der Anfang vom Ende.

Wechseljahre sind der Übergang zwischen heiß und kalt (im doppelten Sinne, wenn ich an die Hitzewellen denke). Zwischen jung und alt. Zwischen Fruchtbarkeit und Sterilität. Zwischen

Blüte und Kompost. Kurz gesagt: Das Verfallsdatum ist abgelaufen. Mit viel Mühe vielleicht noch nicht ganz, aber zumindest fast.

Doch halt! Das klingt irgendwie negativ. Und deshalb haben findige Marketing-Leute neue Begriffe erfunden: Da gibt es zwischen Jung und Alt erstens die Mid Ager. Das sind die 20- bis 50-Jährigen. Ihnen folgen die Best Ager – Menschen von 50 bis 70 Jahren. Manchmal geht die Gruppe der Mid Ager aber auch in die der Best Ager über und es werden schon 45-Jährige zu Letzteren gezählt. Also ich, tja, ich bin also ein Mid Ager, gern auch schon mal ein Best Ager. Dann doch lieber »Best«.

Aber mal ganz unter uns: Ich habe meine Zweifel an der Sinnhaftigkeit dieses Begriffs.

Denn ich gebe zu: Ich bin mir nicht ganz sicher, ob ich mich momentan tatsächlich in der »besten Phase« meines Lebens befinde. Genauer gesagt, halte ich noch gespannt Ausschau nach den angeblich so vielen Vorzügen des Alterns. Vielleicht hilft mir ja dieses Buch bei der Suche.

Im Moment geht es mir jedenfalls gehörig auf den Keks, dass ich plötzlich Falten entdecke, wo ich nie mit ihnen gerechnet hätte. Dass mir die Wechseljahre im wahrsten Sinne des Wortes schweißnass am Körper kleben, auch wenn draußen Temperaturen von -20 °C herrschen. Dass ich Pfunde zulege, obwohl ich nicht mehr esse als früher. Dass ich schneller ermüde, weniger Alkohol vertrage, mich selbst und andere mit meiner stimmungsmäßigen Achterbahnfahrt drangsaliere, bei der geringsten Kleinigkeit auf 180 bin und jeden Morgen merke, dass ich noch lebe – weil mir irgendetwas wehtut.

Die Werbung – MEINE EIGENE BRANCHE!!! – tut ihr Übriges dazu. Asche auf unser aller Werbe-Häupter, ob blond oder nicht! Da schalten die gebeutelten Best Ager den Fernseher ein, um sich unterhalten zu lassen, und was passiert? Sie werden ständig an den drohenden Verfall erinnert: Anti-Aging-Cremes, die bei

97 Prozent der Frauen eine unglaublich positive Veränderung der Hautbeschaffenheit bewirken. (Warum gehöre eigentlich ich immer zu den drei Prozent, bei denen die wahnsinnig tollen Inhaltsstoffe nicht wirken?) Bodylotions, die einen straffen Körper versprechen. (Na ja ...) Nahrungsergänzungsmittel, die einen schlank, fit, reich, schön und berühmt machen. (Hat bis jetzt auch nicht wirklich geklappt.) Appetitzügler, die angeblich das Fett aus dem Körper schleusen. (Große Überraschung: besonders wirksam, wenn man begleitend zum Wundermittel kalorienärmer isst und sich viel bewegt!) Geflügelte Worte wie »Wenn der Östrogenspiegel sinkt, haben Frauen über 40 ...« oder »Schon ab 45 nimmt die Knochendichte ab ...« stürzen mich regelmäßig in tiefste Depressionen – und in Unkosten, denn natürlich glaube ich erst mal der Werbung und es bleibt nichts unversucht.

Als unverbesserliche Optimistin lasse ich mich halt in jeder Hinsicht gerne eines Besseren belehren. Und deshalb gebe ich auch die Hoffnung nicht auf: Vielleicht kommt ja das Beste wirklich noch im Lebensabschnitt des Best Agers?

Einstweilen machen wir doch einfach einmal eine Bestandsaufnahme – von dem, was sich geändert hat, und von dem, was gleich geblieben ist. Von dem, was sich verschlechtert hat, und von dem, was vielleicht sogar ein kleines bisschen besser geworden ist. Lange habe ich überlegt, ob ich überhaupt kompetent bin, meinen Senf zu diesem komplexen Thema dazuzugeben. Kann ich denn in Sachen Wechseljahre schon mitreden? Schließlich stecke ich da noch nicht allzu lange drin. Deshalb habe ich vielleicht noch zu wenig Erfahrung an der Klimakteriumsfront? Womöglich kommt ja das Schlimmste oder auch das Beste erst und ich sollte noch gar nicht darüber schreiben?

Aber schließlich will dieses Buch keine universelle Abhandlung zum Thema Wechseljahre sein, sondern ein persönlicher Erfahrungsbericht. Es stellt keinen Anspruch auf Vollständigkeit. Und – ich sage es am besten gleich: Es ist auch kein Ratgeber. Böse Zungen werden behaupten, es handelt sich um die tiefenpsychologische Aufarbeitung einer schwierigen Lebensphase – verfasst von einer neurotischen Frau, die mit dem Altern nicht fertig wird. Mit solchen Kritiken kann ich aber leben, solange es nur einige Leserinnen – und Leser, ja, auch Sie sind herzlich willkommen! – gibt, die sich in manchen Abschnitten wiedererkennen und vielleicht auch mal über mich und sich selbst – oder ihre Partnerin – lachen können.

Deshalb schreibe ich jetzt einfach mal alles auf, was ich bisher erlebt habe, um es mit interessierten Leidensgenossinnen und -genossen zu teilen. Ich beginne mit einem Rückblick auf ein Märchen, das sich vor gar nicht allzu langer Zeit zutrug.

4. Kapitel

40 ÜBER NACHT

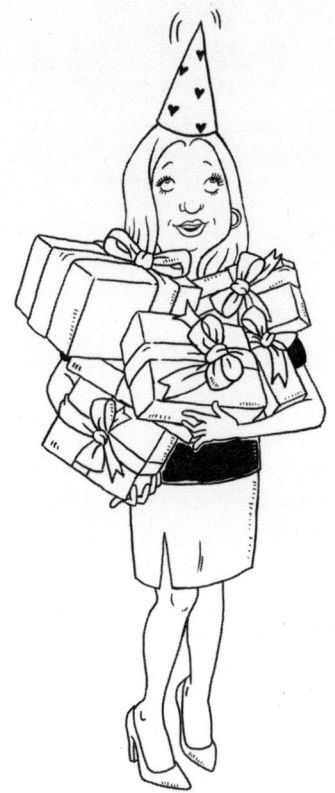

>>Frauen nähern sich immer den 40 – erst von
der einen, dann von der anderen Seite.<<
BILLY WILDER

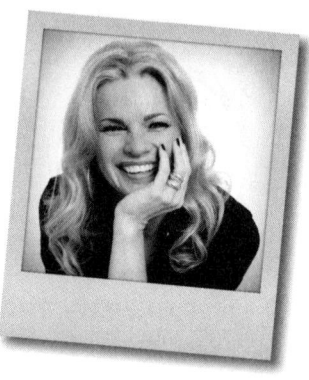

S chon Monate vor dem großen Tag plante ich meine Flucht. Im Mai 2004 konnte ich auf gar keinen Fall zu Hause sein, Gratulanten empfangen und gute Miene zum bösen Spiel machen. Schließlich: Ich wurde 40! Ach, du lieber Gott! Wie konnte das bloß passieren??? Gestern war ich doch noch jung. Doch, ehrlich!

Ich war in heller Panik. Denn es ist ja bekannt: Ab 40 wird alles anders. Ein Einschnitt im Leben, viel schlimmer als jeder andere runde Geburtstag. Nicht nur, dass man sich, wie schon beschrieben, die Haare abschneiden sollte. Man darf sich auch nicht mehr hip und trendy kleiden. Sondern man soll jetzt adrett aussehen. Seriös statt sexy, ist die Devise. Dame statt Mädel. Und ab 40 zählt man nicht nur auf dem Arbeitsmarkt zu den wenig begehrten Personen – auch die Männer beginnen, einen zu übersehen. Man wird unsichtbar. Und das über Nacht.

Auch die Geschenke, die mich am 40. Geburtstag erwartet hätten, wäre ich denn zugegen gewesen, haben mich in meinen Fluchtplänen bestärkt. Da gibt es Shampoo für das Haar ab 40, Tübchen und Tiegelchen mit Inhaltsstoffen speziell für die Haut ab 40 (mit 39 wirken die nämlich noch nicht, müssen Sie wissen). Bücher, die einem erklären, warum ab 40 jede Diät ins Leere läuft … und nicht zu vergessen: extragemeine Geburtstagskarten der Marke »Und schmeißt der Arsch auch Falten, wir bleiben stets die Alten!«.

Nee. Also echt jetzt … Kurz entschlossen buchte ich bereits ein dreiviertel Jahr vor meinem Ehrentag Urlaub in einem meiner liebsten Orte der Welt: Théoule-sur-Mer an der Côte d'Azur. Und zwar für mich, den Göttergatten und unseren damaligen Hund Debbie. Diese illustre Gesellschaft musste nun all die umwälzenden Veränderungen ertragen, die mit Sicherheit schlagartig über mich hereinbrechen würden.

Dabei erwartete ich durchaus auch positive Wandlungen. Zum Beispiel heißt ja ein altes schwäbisches Sprichwort: »Der Schwabe wird erst mit 40 gscheit.« Das ist doch was, wofür es sich lohnt, 40 zu werden. Ich lag also an besagtem großen Tag, einem strahlenden Maimorgen, in meinem bequemen Hotelbett und horchte in mich hinein. War mein Gehirn gewachsen oder wurde es wenigstens besser genutzt? Waren da neue Weisheiten, neue Erkenntnisse? Oder konnte ich plötzlich sogar Geometrie? Schließlich bin ich ja Schwäbin, zumindest mütterlicherseits. Da müsste sich doch ein bisschen was getan haben in Sachen Intelligenz.

Doch auch bei längerem Sinnieren konnte ich keine Veränderung feststellen. Mein Vater ist Rheinländer. Wahrscheinlich hat mich das um 20 Jahre zurückgeworfen und sein Anteil an mir war schuld daran, dass ich mich keinen Tag älter als 39 fühlte. Und auch nicht gescheiter. Trotzdem erhob ich mich – zu meiner eigenen Überraschung relativ froh gelaunt –, um den Tag feierlich zu begehen. Soll heißen: Ich schlüpfte lässig in meine Hüftjeans und mein Spaghetti-Top (ohne BH!) und machte mich mit dem Göttergatten und Debbie auf, die Côte d'Azur zu erobern.

Ungelogen: An meinem 40. Geburtstag war die Welt noch in Ordnung. Ich wog 62 Kilo bei einer Größe von 1,75 Meter, meine Kleidung war also durchaus passend. Es gibt Beweisfotos! Mein Körper war biegsam, ich kannte weder Rückenschmerzen noch sonstige Alterserscheinungen. Die Speisekarte im französischen Restaurant, das wir abends zur Feier des Tages aufsuchten, konnte ich sogar im romantischen Dämmerlicht ohne Mühe und ohne Brille lesen und die drei Gläser Côtes de Provence sowie das üppige Vier-Gänge-Menü verursachten mir keine schlaflose Nacht.

Was ist seither geschehen? Ich meine, mal ganz abgesehen davon, dass mir exakt zwei Wochen nach meinem 40. Geburtstag das erste Mal in meinem Leben eine Hexe ins Kreuz gefahren ist. Woher sind die zusätzlichen Kilos gekommen, die sich in den letzten acht Jahren an meinem Körper festgebissen haben? Wann haben mich die Adleraugen verlassen und dafür die Knochen angefangen zu knacken? Und überhaupt: Seit wann verursacht mir ein Roséwein Sodbrennen?

Diese wundersamen Veränderungen muss ich genauer beleuchten. Und zwar einzeln.

5. Kapitel

DER FEIND LAUERT IM SPIEGEL

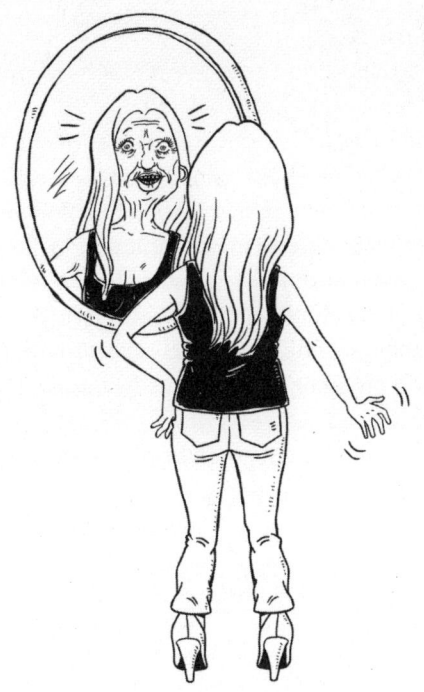

>>Das Problem mit der Schönheit ist, dass man reich
geboren wird und nach und nach verarmt.<<

JOAN COLLINS

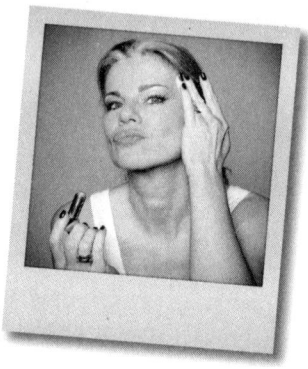

Schönheit vergeht, der Acker besteht«, lautet ein welt-
berühmtes, wahrscheinlich ebenfalls schwäbisches Sprichwort. Mist, denke ich beim morgendlichen Blick in den Spiegel.
Da habe ich ja mal wieder in die Grütze gegriffen. Zumindest,
was die zweite Lebenshälfte angeht.

Damit will ich keineswegs sagen, dass ich vorher schön war
oder dass ich es gar noch bin. Diese Einbildung liegt mir fern.
Aber ich kann völlig ohne Arroganz behaupten, dass ich mehr
Schönheit besitze als Äcker. Zum Beispiel hat mir meine Mutter
lange Wimpern und einen guten Busen vererbt – das sind doch
schon mal zwei wichtige Dinge. Äcker habe ich dagegen gar
keinen.

Inzwischen aber schauen meine Brustwarzen, die noch
vor Kurzem keck geradeaus blickten, betreten zu Boden. Die
Schwerkraft fordert offensichtlich ihren Tribut, und wo was ist,
kann halt auch was hängen. Die Wimpern scheinen irgendwie
dünner zu werden, genauso wie das Haupthaar.

Wenn es das wenigstens schon gewesen wäre! Auf in die
nächste Runde! Schonungslos gehe ich mit mir ins Gericht und
stelle fest: Leider bezieht sich der Verfall nicht nur auf meine

bisherigen Schokoladenseiten. Beunruhigende Wandlungen diagnostiziere ich von den Haarspitzen bis hinunter zu den Zehennägeln. Kein Zweifel: Rein anatomisch gesehen entwickle ich eine 1,75 Meter große Problemzone.

Nie hätte ich gedacht, dass trotz jahrelanger Bemühungen inklusive Hanteltraining und Trizeps-Übungen die Oberarme schlaff werden und beim Abschiednehmen am Flughafen noch winken, wenn der Flieger schon längst gestartet ist. An die Cellulite am Po habe ich mich schon gewöhnt. Aber warum rutscht die immer weiter nach unten in Richtung Kniekehlen? Und wann haben die Innenseiten der Oberschenkel angefangen, die Optik einer Crinklebluse anzunehmen? Wie konnte es so weit kommen, dass aus dem Bäuchlein eine Wampe geworden ist? Wussten Sie, dass man auch direkt über dem Knie Fettzellen hat? Oder was haben die neuen Knubbel zu bedeuten? Wieso werden plötzlich die Stiefel zu eng? Wohin sind meine Fesseln entschwunden? Und was hat es mit dem Stau am mittleren Ring auf sich – sprich, warum trage ich seit geraumer Zeit die Taille nach außen?

Aber fangen wir doch am besten mal oben an.

Bad-Hair-Life

Da hätten wir zuallererst die große Problemzone »Haare«. Zu meiner grenzenlosen Überraschung musste ich feststellen, dass auch ein blonder Schopf nicht davor gefeit ist, zum Problem zu werden. Aber okay, okay. Mein Haupthaar war zugegebenermaßen noch nie besonders üppig. Wo andere unter einem »Bad-Hair-Day« leiden, kann ich getrost von einem »Bad-Hair-Life« sprechen. Mit allen bereits gebeichteten Konsequenzen, denn

Sie wissen ja schon, was meine Haare alles durchleiden mussten. Da ist das bisschen künstliche Farbe jetzt fast schon Kokolores. Aber man muss sich nichts vormachen: Das blonde Gift, dem die Kopfhaare, die mir gnädigerweise noch verblieben sind, einmal monatlich tapfer trotzen, sorgt auch nicht gerade für eine bessere Substanz derselben. Und damit nicht genug: Seit Neuestem ärgern mich zusätzlich zwei Wirbel, die – ungelogen! – über Nacht aufgetaucht sind: einer direkt vorne an der Stirn, sodass kein Falten verdeckender Pony mehr möglich ist, und einer am Hinterkopf. Es ist also jetzt völlig egal, ob Sie mich von vorn oder von hinten sehen: Ich trage immer Mittelscheitel!

In letzter Zeit scheinen meine Haare übrigens genug von mir zu haben, ähnlich wie ich von ihnen. Sie fallen nämlich aus. Viele. Weit mehr als die 100, die laut Fachleuten normal wären. In diesem Punkt zeigt sich mal wieder mein wankelmütiges Wesen, denn statt froh zu sein, die Plagegeister endlich los zu werden, bin ich darüber sehr beunruhigt. Selbstverständlich werden weder Kosten noch Mühen gescheut, die verbliebenen Haare zum Bleiben zu überreden. Bis jetzt hält sich der Erfolg in Grenzen – ich melde mich wieder, wenn ich Perückenträgerin bin.

Zu diesen schwerwiegenden haarigen Problemen zicken in letzter Zeit auch noch meine Augenbrauen: Einst gut in Form zu bringen und je nach Mode mal breit, mal schmal getragen, werden sie jetzt störrisch und wachsen in alle Richtungen. Und als Ausgleich für diesen Eigensinn an manchen Stellen gar nicht mehr. Und das auch noch ungleich. Eben ganz, wie es ihnen passt – ohne Rücksicht auf die Mode oder meinen persönlichen Geschmack.

Aber das Leben scheint dennoch gerecht zu sein. Ich habe nämlich das deutliche Gefühl, dass die Menge der Haare gleich bleibt und sich nur ihr Ort ändert. Statt auf dem Kopf tauchen sie jetzt an allen möglichen anderen Stellen auf. Zum Beispiel – ich bin ehrlich entsetzt! – auf der Oberlippe. Darüber hinaus entdecke ich hin und wieder ein einzelnes Hexenhaar auf der Wange.

Hier beobachte ich übrigens ein Phänomen der Natur: Die Wissenschaft hat ja festgestellt, dass Haare circa einen Zentimeter im Monat wachsen. Das wären dann ungefähr 0,3 Millimeter am Tag. (Ha! Sind Sie jetzt überrascht? Ich kann also tatsächlich rechnen!) Und nun kommt's: Ich wette mit Ihnen, die oberflächlichen Wissenschaftler haben nur die Kopfhaare vermessen. Diese unerwünschten Haare, die nun wirklich kein Mensch braucht, wachsen nämlich unverhältnismäßig schneller als die auf dem Kopf. Ich schätze mal, 150-mal so schnell. So mindestens fünf Zentimeter am Tag haben die schon drauf. Oder wie sonst ist es zu erklären, dass ich morgens glatt gezupft wie ein Kinderpopo das Haus verlasse und abends das Haarmonster plötzlich deutlich und in beeindruckender Länge sichtbar ist? Ich entdecke es dann gern auf dem Klo beim Nobelitaliener oder bei einem wichtigen Termin, wo man eher selten ein Hilfsmittel zwecks Eliminierung zur Hand hat.

Dass Sie jetzt aber keinen falschen Eindruck von mir kriegen: Eine Pinzette mit Licht sowie Kaltwachsstreifen für Gesicht und Körper gehören natürlich schon länger zu meiner immer griffbereiten Badezimmer-Grundausstattung. Und ich will auch nicht verschweigen, dass eine meiner letzten Anschaffungen ein Nasenhaarscherchen war … Peinlich, aber wahr! Doch irgendwann, als die Sonne besonders aufdringlich ins Bad schien, musste ich feststellen, dass ich trotz all dieser Hilfsmittel ohne Brille den sprießenden Wildwuchs nicht mehr beherrschen konnte. Aaaaber: Zum Zupfen der Augenbrauen ist die Brille sehr hinderlich, da ihr oberer Rand direkt vor denselben verläuft. Deshalb habe ich mir zu Weihnachten von meinen Eltern einen Kosmetikspiegel mit Fünffach-Vergrößerung und Beleuchtung gewünscht. Doch trotz dieser professionellen Ausstattung passieren die oben beschriebenen Pannen.

Wenn Sie jetzt denken, die Verteilung der Haarpracht beschränkt sich auf die Kopfpartie, sind Sie leider im Irrtum. Haare können noch viel weiter wandern. Meine Beine zum Beispiel ähneln immer mehr echten Rehläufen: nicht so schlank und wohlgeformt, aber mindestens so haarig. Klar, dass da der Nassrasierer im Dauereinsatz ist – meist unter der Dusche, da ich ja immer in Zeitnot bin und alles schnell gehen muss. Sehr ungeschickt, dass ich unter der Dusche keine Brille trage und deshalb grundsätzlich ein paar Stoppeln übersehe. Deshalb ergänzen ein Epilierer, ein Elektrorasierer und Enthaarungscreme meine Anti-Haar-Kampfausrüstung … und warten darauf, dass ich mich endlich traue, auch die Arme mit ihnen zu bearbeiten.

Kraterlandschaft

Direkt unter dem Haaransatz schließt sich bereits die nächste Problemzone an: das Gesicht. Hier stelle ich fest, dass mein neuer Spiegel definitiv auch Nachteile hat. In seiner kalt beleuchteten Vergrößerung entdecke ich erschreckt täglich neue Falten. Da habe ich mir ja mal wieder selbst ein Bein gestellt! Denn eigentlich ist es doch eine Gnade des Alters, dass die Zunahme der Schwerkraft mit der Abnahme der Sehkraft einhergeht … und man sich deshalb spätestens ab Mitte 40 durch einen Weichzeichner sieht, der so was Lästiges wie Falten hübsch abmildert.

Ich weiß jetzt nicht, wie das bei Ihnen ist, aber ich muss mich manchmal sehr wundern, wo man überall Falten kriegen kann. Es gibt da ja ganz verschiedene Arten: Zornfalten (das sind die zwischen den Augenbrauen), Stirnfalten (vertiefen sich beim Hochziehen der Brauen), Marionettenfalten (welche die Mundwinkel nach unten ziehen), Nasolabialfalten (die Biester rahmen dekorativ Nasenflügel und Mund ein und geben dem Gegenüber den Eindruck, einen kranken Menschen vor sich zu haben), Lippenfältchen (die unterstreichen die Zickigkeit und machen einen zur verbissenen alten Schachtel), Lachfalten (trotz schöner Ursache wenig schmeichelhaft Krähenfüße genannt) und und und. Ich habe sie alle, nur auf die Marionettenfalten warte ich noch. Und als ob das nicht reichen würde: Mitten auf der rechten Wange zieht sich eine relativ neue Linie senkrecht von oben nach unten. Wohlgemerkt, obwohl meine rechte Wange durchaus gut gepolstert ist, genauso übrigens wie die linke. Außerdem – auch neu! – habe ich eine ganz seltsame Stirnfalte, an einer Stelle, an der ich noch bei keinem anderen Menschen eine solche bemerkt habe – direkt unter dem Haaransatz und auch hier nur einseitig. Also wirklich! Das hat doch mit Mimik nichts mehr zu tun!

Vom Schlafzimmerblick zum müden Blick

Apropos sehen. Ob es nun um die Aufspürung neuer Falten geht oder die Sehkraft im Allgemeinen: Es beschleichen mich Zweifel, ob das Nachlassen derselben tatsächlich seine Ursache im Inneren des Auges hat. Denn irgendwie scheinen meine Augen immer kleiner zu werden. Ist doch klar, dass diese räumliche Einschränkung das Gesichtsfeld und den Blickwinkel negativ beeinflusst.

Die Oberlider folgen jedenfalls offenbar genauso der Schwerkraft wie alles andere. Was man früher noch als »verführerischen

Schlafzimmerblick« bezeichnen konnte, gehört inzwischen eher in die Kategorie »Lass mich in Ruhe, ich will schlafen«. Kein bisschen sexy, einfach nur müde. Nun muss ich bloß noch einen Fachmann finden, der meine wohldurchdachte These bestätigt, dass kleine Augen schlechter sehen als große. Und schon gäb's die Lidstraffung auf Krankenschein! Nee, ist klar. Träum weiter, Blondine!

Lippenbekenntnisse

Und wenn wir schon beim Träumen sind – welche Frau (und welcher Mann!) träumt nicht von den Lippen einer Angelina Jolie und fragt sich insgeheim: Können die echt sein? Als missgünstiges Weib behauptet man natürlich, dass sie aufgespritzt sein MÜSSEN. Doch es gibt Kinderfotos von Angelina, die das Gegenteil beweisen. Aber dann freuen wir uns wenigstens schadenfroh darüber, dass auch Frau Jolies Lippen mit den Jahren schmaler und verkniffener werden MÜSSEN.

So wie meine. Doch, echt. Es kommt mir vor, als ob meine ehemals vollen Lippen sich zugunsten der Lippenfältchen auf die Hälfte reduziert haben. Tja. So wird das nichts mehr mit der Weltkarriere als Filmstar. Und mit dem Männerverführen wohl auch nicht. Es ist tragisch.

Hilfe, Doppelkinn!

Geht es Ihnen eigentlich auch so, dass Sie vor dem Spiegel trotz aller altersmäßigen Veränderungen gar nicht sooo schlimm aussehen? Mich jedenfalls holt der Schock regelmäßig erst dann so richtig ein, wenn ich mich auf Fotos (oder, noch schlimmer, auf den laienhaften Videos meiner ach so netten Freunde) anschauen muss. Unglaublich, was da zum Vorschein kommt und was mir meine diversen Spiegel, sogar der mit Vergrößerung und Beleuchtung, bisher gnädig verschwiegen haben! So ein dickes Gesicht soll ich haben? Wo ist denn der Hals? Wieso schau ich denn so streng? Und überhaupt: Ich dachte, diese Bluse macht mich schlank.

Erst Schnappschüsse bringen so manche bittere Wahrheit an den Tag. Gnadenlos. Keine Ahnung, warum das so ist. Wahrscheinlich zeigt man sich aus reinem Selbstschutz seinem Spiegel nie in unvorteilhafter Pose. Vielleicht bemüht man sich doch immer um ein freundliches Lächeln, wenn man ins eigene Gesicht blickt? Schließlich will man sich ja nicht erschrecken!

Und so habe ich es wirklich erst auf Fotos entdeckt – das kleine, gemeine, unvorteilhafte Doppelkinn!!! Jahrelang habe ich es nur beim Göttergatten festgestellt, ihn deswegen gehänselt und mir eingebildet, zumindest davon verschont geblieben zu sein. Mitnichten. Es ist da. Ganz deutlich sichtbar auf einem Beweisfoto aus dem Jahr 2011, gemeinerweise aus der wenig schmeichelhaften Perspektive von unten aufgenommen und null retuschiert. Seither habe ich Albträume, denn ich fürchte, ich habe nur noch wenige Monate bis zum Truthahn-Hals …

Nase und Ohren – wir sind die Guten!

Nun sind wir fast durch mit der Problemzone Gesicht. Bleiben nur noch die Nase und die Ohren. Hier muss ich sagen, dass ich noch im Wartezustand bin: Habe ich doch schon bei anderen Leuten bemerkt, dass diese beiden Organe mit dem Alter wachsen. Bei mir konnte ich das bis zum heutigen Tag weder in meinen diversen Spiegeln noch auf den hundsgemeinen Fotos feststellen. Aber noch ist nicht aller Tage Abend. Mir schwant, dass auch dieser Kelch nicht an mir vorübergehen wird.

Wo ist der Hals?

Damit hätten wir das Gesicht endlich abgestraft. Ich kann's gleich vorwegnehmen: Weiter unten wird's nicht besser! Zu meinem Hals ist nicht viel zu sagen, denn ich habe gar keinen. Zumindest keinen grazilen Schwanenhals. Meiner ist irgendwie genauso breit wie die Pausbacken und fällt deshalb nicht weiter auf. Überhaupt: Hälse werden sowieso total überschätzt. Das Gute an meinem ist jedenfalls, dass er noch keine Falten wirft – von den Querrillen mal abgesehen, die ich aber schon als Kind hatte. Dafür kann ich allerdings wenige Zentimeter weiter unten Knitterfalten anbieten.

Schalfraktion

Jaaaaa. Ist ja gut. Ich weiß. Man soll sich nicht der Sonne aussetzen – und wenn, dann höchstens fünf Minuten und mit Lichtschutzfaktor 105 eingeschmiert. Wehe, man riskiert einen Sonnenbrand! Diese Spätfolgen!!!

Und sie haben ja sooo recht, die Hautärzte, Kosmetikerinnen und Eltern! Aber welche allein urlaubende 18- bis sonnenanbetende 30-Jährige hört schon auf die weisen Ratschläge, solange braun gebrannt als sexy gilt? Ich bekenne mich des Ungehorsams schuldig und muss deshalb heute mit Knitteralarm auf dem Dekolleté leben. Eindeutig gehöre ich zu den Damen, die immer einen Schal oder noch besser einen Rollkragenpullover tragen sollten. Am besten gleich morgens nach dem Aufstehen: Je nach Schlafposition sieht mein Ausschnitt dann nämlich aus wie eine Straßenkarte mit vielen Schleichwegen. Und was sich noch vor einigen Jahren innerhalb weniger Minuten wieder entknittert hat, braucht inzwischen mindestens einen halben Tag.

Winke, winke!

Diesen halben Tag, den man auf die Entfaltung des Dekolletés wartet, könnte man ja theoretisch mit Hantelübungen und Liegestützen verbringen. Dann hätte man vielleicht so definierte Oberarme wie Cameron Diaz oder Madonna – wenn man außerdem zur Unterstützung fast nichts isst und die zweite Hälfte des Tages mit Pilates und Schwimmen verbringt. Und dann womöglich – aber nur eventuell – auch noch den Schönheits-Doc nachhelfen lässt …

Für den unwahrscheinlichen Fall, dass Sie nur ein paar Minuten Zeit opfern wollen, weil Sie womöglich Besseres vorhaben, als den ganzen Tag an Ihren Oberarmen zu arbeiten: Vergessen Sie's! Ein bisschen Training bringt nüscht. Glauben Sie mir, ich hab Erfahrung. Gegen die gefürchteten Winkearme ist kein Kraut gewachsen, wenn Sie eine Durchschnitts-Muskulatur und ein Bindegewebe wie das meinige vorzuweisen haben. Früher oder später schwabbelt's überm Trizeps. Ich will ehrlich sein: Schön isses nicht!

Gräberkrallen zum Ersten

Auch nicht schön ist das, was im Laufe der Jahre mit den Händen geschieht. Es heißt ja immer, die Hände verraten das wahre Alter. Demnach müsste ich schon mindestens 60 sein: Dunkle, knorrige Adern durchziehen meine Handrücken, nur kaschiert von diversen Altersflecken und zarten Fältchen. Die Gelenke schwellen an warmen Tagen dermaßen an, dass ich meinen Ehering nicht mehr ab- oder anziehen kann. Und die Finger werden auch nicht gerader, kann ich Ihnen versichern! Jahrelanger Rotstiftmissbrauch bei der Lektoratsarbeit rächt sich, indem sich der rechte Mittelfinger inzwischen halbmondförmig nach rechts neigt … Und die Nägel werden irgendwie kürzer, spröder und unattraktiver. Mal überlegen: Kann man Hände eigentlich operieren lassen?

Busen auf Talfahrt

DEN lass ich mir operieren, ich schwör's! Wenn der noch weiter absackt, wird er mit Gewalt wieder angehoben. Schließlich war das immer mein stolzester Körperteil, wurde gehegt und gepflegt, dann soll er sich gefälligst auch so verhalten und mich nicht schmählich im Stich lassen. Die Rede ist von meinem Busen, der so langsam die Fasson zu verlieren droht. Ich drohe zurück: Das werde ich nicht billigen! Wo kommen wir denn da hin, wenn der Bauch irgendwann weiter vorsteht als die Brust?

Wachsende Wampe

Da sind wir bei dem Körperteil angelangt, das neuerdings mit Fug und Recht als das »hervorstechendste« bezeichnet werden kann. Ich sag's Ihnen im Vertrauen: Ich weiß nicht, wie das passieren konnte. Zwar hatte ich schon immer ein kleines Bäuchlein – sogar in der guten alten Zeit, in der ich wirklich schlank war, war ein kleiner Ansatz davon zu erkennen. Aber das, was jetzt meine Vorderseite ziert, wäre eigentlich höchstens mit dem sechsten Schwangerschaftsmonat zu entschuldigen. Aber im Gegensatz zu einem Schwangerschaftsbauch geht meiner leider nicht weg. Auch nicht, wenn ich mich beim Essen mäßige und mit vielen Sit-ups quäle. Dabei ist Bauchfett nicht nur unschön, sondern auch noch ungesund. Es heißt, dass mit einem erhöhten Bauchumfang das Risiko für das gefürchtete Metabolische Syndrom (Diabetes, Bluthochdruck, Fettstoffwechselstörung et cetera) enorm wächst. Ich fürchte mich!

Taille – was ist denn das?

Mit dem Kampf um den Bauch geht der Kampf um die Taille einher. Oder das, was bei anderen Damen so bezeichnet wird. Ich habe da ein echtes Defizit. Ich bin nämlich seit jeher das Modell »Litfaßsäule«. In den guten alten Zeiten hatte ich mal die Maße 70-70-70. Heute tendiere ich gegen 90-90-90. Und ich hege Neid, Hass und Missgunst gegen Eieruhren und Frauen, deren Figur diesen gleicht.

Interessant! Unglaublich, dass sogar eine nicht vorhandene Taille zunehmen kann, das musste ich am eigenen Körper feststellen. Meine hat langsam, aber sicher die Tendenz nach außen.

Die »Traummaße« 90-120-90 sind in erreichbare Nähe gerückt. Aber nicht mit mir. Ich gehe in die Konfrontation: Der Zweifrontenkrieg gegen Bauch und Taille ist in vollem Gange.

Von der Pfirsichhaut zur alten Orange

Oder vielleicht wird es auch ein Dreifrontenkrieg? Es ist nämlich so: Auch mein Hintern ist nicht mehr in der Form, in der er einmal war. Das betrifft nicht nur seine Position, sondern auch seine Oberflächenstruktur. Die ist nämlich nicht mehr so prall wie noch vor wenigen Jahren. Womöglich eine Folge meines sitzenden Jobs, diverser Diäten und des unvermeidlichen Jojo-Effekts? Völlig egal – auf jeden Fall ähnelt meine Kehrseite nicht mehr einem frischen Pfirsich, sondern viel eher einer alten Orange. Und diese Orange verbreitet sich rasant nach unten – bis zu den Kniekehlen reichen ihre Dellen bereits.

Knie – eine völlig unterschätzte Problemzone

Wie meine Knie von hinten aussehen, wissen Sie ja jetzt schon: gedellt. Vorne ebenfalls. Allerdings handelt es sich hier weniger um viele kleine Dellen, sondern um eine große. Ein Knubbel, sozusagen. Ich frage mich, wo der herkommt. Um Ihnen das mal genauer zu beschreiben: Er, also der Knubbel, sitzt direkt über dem Gelenk. Vorn. An der Stelle, wo die Haut naturgemäß etwas lockerer sein muss, um nicht zu reißen, wenn das Knie abgewinkelt wird. Man stelle sich das vor: RATSCH. Wäre ja gar nicht praktisch, oder?! Deshalb ist hier, genau wie zum Beispiel an den Ellenbogen, etwas überschüssige Haut völlig okay. Aber warum muss diese denn mit Fett unterpolstert sein? Warum muss sie ausgerechnet hier keine Falten werfen, sondern einen Knubbel bilden? Manchmal verstehe ich die Natur einfach nicht.

Flaschefööß

Sie haben Fragezeichen in den Augen? Verständlich, wenn Sie nicht zumindest ein halber Rheinländer sind wie ich. »Flaschefööß« bedeutet »Flaschenbeine« – auf Hochdeutsch und bildlich gesprochen heißt das: Beine ohne jegliche Andeutung einer Fessel. Ich bin mit solchen gesegnet. Es ist eine der vielen Erbkrankheiten, die man nur im Ansatz beeinflussen kann. Meine Oma väterlicherseits hatte nämlich auch solche Beine. Was mir aber aufgefallen ist: Selbst die nicht vorhandenen Fesseln können – ähnlich wie die nicht vorhandene Taille – zunehmen. Ich merke das unter anderem daran, dass meine eigentlich recht schlanken Beine auf einmal gar nicht mehr so schlank aussehen – sie sind quasi auf dem Weg vom Streichholz zum Krautstampfer. Besonders ärgert es mich, dass das die Auswahl der Stiefel einschränkt …

Gräberkrallen zum Zweiten

Endlich, endlich! Gleich habe ich es geschafft. Mein persönlicher Leidensweg, also die detaillierte Begutachtung meines Körpers, neigt sich dem Ende zu. Wurde auch höchste Zeit, ich bin kurz davor, meinen Psychiater anzurufen!!! Aber nun: Wir sind bei den Füßen angelangt. Manche junge Frauen werden jetzt fragen: Was kann sich denn daran verändern? Doch. Es kann. Erstens habe ich das Gefühl, dass die Füße im Alter größer werden. Hatte ich früher konsequent Größe 39, ist es jetzt bei Pumps, Sandaletten, Ballerinas et cetera oft 39,5. Bei Stiefeletten und Stiefeln kann ich getrost Größe 40 kaufen, denn die trägt man ja meist mit Socken.

Aber die Größe ist noch lange nicht alles. Auch die Form verändert sich. Ich behaupte mal selbstbewusst, ich hatte einmal recht schöne Füße. Kein Hallux, keine sonstigen Verformungen. Der große Zeh ist, wie es sich gehört, der größte und von da an geht es in einer regelmäßigen Linie abwärts bis zum kleinen Zeh. Mit geraden, harmonisch kleiner werdenden Nägeln. Bestimmt nicht von ungefähr wurden diese Füße vor 30 Jahren schon mal für eine Sandaletten-Werbung gebucht. Herzlichen Glückwunsch nachträglich! Deshalb tut es mir besonders weh, zugeben zu müssen: Das mit den Modelfüßen ist tatsächlich sehr lange her. Wenn so ein Fuß mal 30 Jahre lang die Last meines Gewichts getragen – und die Gewichtsschwankungen ertragen – hat, altert sogar der: indem die Zehen krummer, die Nägel gewölbter und die Hornhaut stärker werden. Kurz und prägnant: Meine Füße ähneln immer mehr den Krallen von Rico, unserem Patenpapagei. Schluchz!

Fazit

Sie haben immer noch nicht genug von körperlichen Veränderungen? Ich habe momentan nichts mehr zu bieten. Kann sich aber in den nächsten Jahren ändern, ich halte Sie auf dem Laufenden. Vorerst ein kleiner weiterführender Lese-Tipp: Im

Buch *Runzel-Ich* schreiben die Autorinnen Susanne Fröhlich und Constanze Kleis Briefe an all die Körperteile, die sich unliebsam wandeln. Ich kann diese Passagen hier nicht wiedergeben, denn sonst behaupten Frau Fröhlich und Frau Kleis mit Recht, ich hätte abgekupfert. Aber ich kann nur sagen: JA! JA! JA! Genau so ist es! Danke, Frau Fröhlich und Frau Kleis, für dieses herrlich erfrischende Buch, bei dem ich mich oft ertappt fühlte und noch öfter lachen musste!

Zurück zum Thema. Es ist also echt die Höchststrafe, sich selbst angucken zu müssen. Tagtäglich vor dem Spiegel mit all diesen körperlichen Unzulänglichkeiten konfrontiert zu werden. Da hilft es auch nicht, wenn wohlmeinende Menschen zu mir sagen: »Du siehst doch gut aus für dein Alter!« Überhaupt: gar nicht nett! Und völlig unnötig ist der Zusatz »für dein Alter«. Früher sah ich einfach »gut aus«. Oder halt auch nicht. Punkt.

Dennoch: So sprechen die freundlichen Menschen. Man sollte ihnen dankbar sein, denn sie meinen es gut. Es gibt aber auch noch andere Zeitgenossen, die geradezu gemein direkt sein können: Ich spreche von Kindern. Kindermund tut ja bekanntlich Wahrheit kund – ach Gottchen! Nach allem, was ich von meinen Patenkindern schon zu hören bekommen habe, bin ich manchmal ganz froh, nicht auch noch die Kommentare eigener Kinder ertragen zu müssen.

Zum Beispiel habe ich letztes Jahr meine Patentochter zum Geburtstag mit einem Einkaufsbummel beschenkt. Keine Kosten und erst recht keine Mühen wurden gescheut, um das liebe Kind glücklich zu machen – sogar aus den obersten Regalen zerrte ich die gewünschten Waren, um dem Mädchen die volle Auswahl an potenziellen Geschenken zu bieten. Die junge Dame starrte auf meine Oberarme und dankte mir meine Anstrengungen mit der Frage: »Danielle, warum wabbelt das bei dir so? Hab ich das etwa auch?«

Mein Patensohn ist noch taktvoller: Beim Kaffeeklatsch beäugte er die versammelte Verwandtschaft, um lauthals zu verkünden: »Tante Daaany, du bist die Dickste am Tisch!« Danach wollte er beim Kuscheln wieder Boden gut machen und beglückte mich mit der Bemerkung: »Du bist so kuschelig und schwabbelig, ich hab dich so lieb!«

Und selbst meine Tiere stehen den Patenkindern in nichts nach. Meine Wasserschildkröte Snubby tauchte neulich erschreckt ab, als ich oben ohne an ihrem Zimmerteich vorbeiging. Patenhund Theo ergriff aus demselben Anlass panisch die Flucht in den Garten, um sich zu übergeben. Und der freche Patenpapagei Rico schoss den Vogel ab: Er lachte dreckig vor sich hin, als er mich ohne Klamotten sah! Wie, bitte, soll ich das verstehen???

Dabei habe ich tatsächlich noch Glück. Meine Freundin musste sich nach zwei gestillten Kindern und 15 Kilo Gewichtsabnahme von ihrer Tochter sagen lassen: »Mama, wenn ich groß bin, will ich aber nicht so lange Brüste haben wie du.« Und ihre zweite Tochter fragte: »Warum treibst du Sport?« Antwort: »Zum Abnehmen!« Das liebe Kind: »Ach so? Ja, aber du hast doch trotzdem einen dicken Bauch.« Ein andermal kicherte sie: »Mama, ich sehe deinen Unterbusen.« Gemeint war das Speckröllchen zwischen Busen und Bauch …

Aber gut. Schönheit ist ja angeblich sowieso nicht so wichtig. Außerdem liegt sie im Auge des Betrachters und die meisten meiner Betrachter werden gemeinsam mit mir älter. Soll heißen, ihr Augenlicht lässt parallel mit dem meinigen nach. Und glücklich macht Schönheit auch nicht, hab ich erst jüngst irgendwo schwarz auf weiß gelesen. Dann wollen wir's mal glauben.

Ach, und überhaupt: C'est la vie. Man wird halt einfach nicht schöner im Alter. Aber vielleicht ja gelassener? Ich meine, so, dass man mit den nachlassenden Reizen und wachsenden defizitären Bereichen umgehen kann? Sich begeistert auf die inneren Werte besinnt, über den Dingen steht und in sich ruht? Hm. Womöglich kommt das noch. Bestimmt dann, wenn man den Kampf aufgegeben hat. Das wäre doch mal ein lohnendes Ziel!

6. Kapitel

EMOTIONSFLEXIBILITÄT

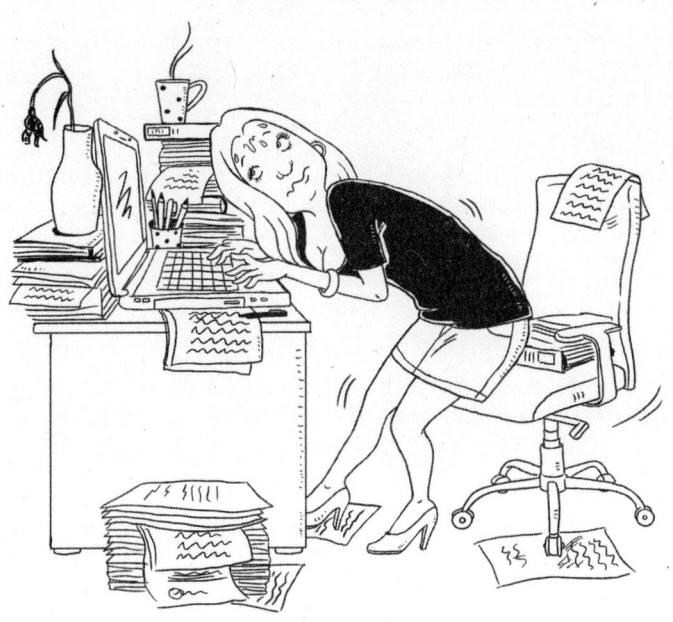

>>Die Wechseljahre sind,
wenn der Storch, der die Baby's bringt,
von einem Betrunkenen erschossen wird.<<
HOMER SIMPSON, AMERIKANISCHER EXPERTE FÜR ALLE FRAGEN

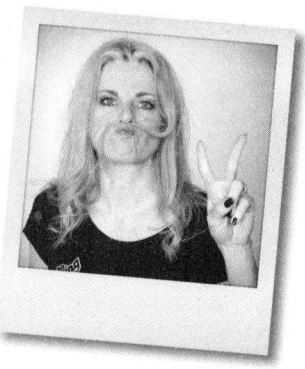

*E*in kleines Problem beim Erreichen dieses Ziels könnte sein, dass ich zurzeit beim geringsten Anlass nervös werde. Ich muss nämlich leider zugeben, dass ich in den letzten Jahren dünnhäutiger und empfindlicher geworden bin. Und zwar in jeder Hinsicht. Privat und geschäftlich. Es ist unfassbar, dass meine Nerven, ehemals dick und stabil wie Drahtseile, auf geheimnisvolle Art zu dünnen Schnürchen geworden sind.

Früher war ich doch mal richtig belastbar. Arbeit? Immer her damit! Probleme gab es nicht, höchstens Herausforderungen. Ich hatte nie das Gefühl, dass ich zu viel zu tun hatte, ein Berg an Aufgaben war höchstens ein Grund, einen Zahn zuzulegen und das Arbeitstempo zu steigern.

Tja. Inzwischen komme ich manchmal schon gehörig unter Druck, wenn mal wieder alles gleichzeitig auf mich zukommt. Es kann sogar Hochdruck auftreten, der unter Umständen sogar zu einer Explosion führt. Neulich habe ich sogar eine Kollegin dabei ertappt, dass sie mir heimlich etwas auf den Tisch legte, als ich gerade nicht anwesend war – aus lauter Angst vor einem Anschiss! Ich muss jetzt aber doch mal eine Lanze für mich selbst brechen: Ich bin nicht grundsätzlich zickig. Nee, echt nicht. Ich würde mich eher als »emotionsflexibel« bezeichnen. Manchmal bin ich auch durchaus gut drauf und entsprechend freundlich zu meinen Kollegen. Die können sich nur nicht immer darauf verlassen.

Kleiner Trost für die armen Büro-Genossen: Im Privatleben ist das nicht viel anders. Auch der Göttergatte, meine Familie, Freunde und Bekannte genießen im Moment intime Einblicke in mein wechselwarmes Zeitalter. Eigentlich bin ich nämlich ein geselliger Mensch, das will ich hier mal verraten. Ich habe gern Gäste. Schon immer. In letzter Zeit allerdings merke ich, dass ich mich lieber einladen lasse und an den gedeckten Tisch setze, als selbst einkaufen zu müssen, in der Küche zu stehen, vorzubereiten, anschließend wieder aufzuräumen … Und bevor Sie mich jetzt verurteilen: Nein, nein, mit Faulheit hat das nichts zu tun!!!

Eher ist es so, dass mir neuerdings schnell mal was zu viel wird. Dass ich die kleinen Zusatzaufgaben des Lebens, die ich früher mal so eben nebenher erledigt habe, als stressig empfinde. Dass ich das Gefühl habe, etwas nicht zu schaffen, weil mir die Zeit davonläuft. Und dann verbringe ich so viel Zeit damit, mir einzureden, dass ich es nicht schaffe, wie ich dafür brauchen würde, es einfach zu tun.

Auf jeden Fall kann es passieren, dass ich acht Leute einlade und mich am nächsten Tag frage, warum ich mir das antue. Das Paradoxe: Ich bin auch nicht zufrieden, wenn mal keiner für mich Zeit hat. Da fühle ich mich sofort vernachlässigt und habe Angst, einsam zu sterben.

Verstehen Sie das? Nein? Eben. Ich auch nicht! Aber wenn ich so drüber nachdenke: Vielleicht steht das Wort »Wechseljahre« ja auch für »Wechselbad der Gefühle«?

Das würde auch erklären, was es mit meiner neuen Weinerlichkeit auf sich hat. Nun war ich zwar schon immer relativ nah am Wasser gebaut – zum Beispiel beim Film *Winnetou III*. Wenn Winnetou in den Armen von Old Shatterhand stirbt, wird seit 40 Jahren geheult, selbst noch beim 97. Mal. Auch wenn Patrick Swayze in *Dirty Dancing* heldenhaft verkündet: »Mein Baby gehört zu mir, ist das klar?«, rührt mich das jedes Mal zu Tränen. Diese Schluchzerei hat bei mir schon Tradition. Aber inzwischen heule ich auch bei Dingen, die mich früher völlig kaltließen. Ganz egal, ob etwas besonders schön oder besonders traurig ist, alles wird mit reichlich Tränenflüssigkeit begossen. Sogar, wenn meine Kollegin Carolin besonders schöne Scribbles (Musterzeichnungen für Werbematerial, Anm. d. Red.) macht und diese mit mir besprechen möchte, muss ich erst mal eine Runde heulen vor Rührung, weil Carolin so was Hübsches zeichnen kann. Und überhaupt: Dass wir so gut zusammenarbeiten – das ist doch einen wahren Sturzbach an Freudentränen wert. Finden Sie etwa nicht?

Und dann ist da ja noch die Sache mit den großen Zielen. Bestimmt haben Sie die auch: die Pläne, die Sie irgendwann mal verwirklichen wollen … später. Viel später. Ich habe eine ganze Reihe davon, sie würden für ein weiteres langes Leben reichen. Bei viel zu vielen Dingen habe ich mir vorgenommen: Das mach ich, wenn ich älter bin. So kann es gehen. Jetzt bin ich älter, aber ich habe trotzdem keine Zeit, kein Geld oder einfach nicht mehr die Lust dazu.

Außerdem stelle ich erstaunt fest, dass ich für einige Ziele im Leben schlicht und ergreifend inzwischen zu alt bin. Denken wir nur mal an die Traumberufe der Kindheit! Neulich habe ich in einem Interview mit einer Achtjährigen gehört, dass sie auf die Frage nach ihrem Berufswunsch antwortete: »Wenn ich groß bin, will ich mal Hartz-IV-Empfängerin werden.« Diese ambitionierte Karriere blieb mir leider versagt, da es Hartz IV damals noch nicht gab.

Deshalb waren meine Berufswünsche als kleines Mädchen wahlweise Tierärztin, Schlagersängerin, Schauspielerin oder wenigstens Prinzessin. Irgendwie hat mir das Leben da einen gewaltigen Strich durch die Rechnung gemacht. Das Tierarztstudium klappte wegen mangelnder Begabung in naturwissenschaftlichen Fächern nicht. Mein Gesang ist eher als talentfrei zu bezeichnen und für die Schauspielerei wurde ich aus unerfindlichen Gründen nie entdeckt. Inzwischen bliebe sowieso nur noch die Rolle der Mutter Beimer. Selbst Prinzessinnen wurden in den Annoncen der Tageszeitung zur Zeit meiner Jugend eher selten gesucht.

Also beschloss ich, dass es eben der Mann richten sollte: Wenigstens First Lady der BRD müsste doch drin sein! Aber dann heiratete sogar Christian Wulff eine Jüngere und mir waren nicht einmal diese berühmten 598 Tage im Schloss Bellevue vergönnt … Aber zumindest hier besteht Hoffnung! Im Moment beschränkt sich des Göttergatten politische Karriere zwar auf das nachbarschaftliche gemeinsame Klagelied gegen die nahe Bundesstraße. Aber Mann ist ja nie zu alt, um in der Politik etwas zu werden …

Spaß beiseite – es ist Zeit, sich einzugestehen: Sowohl die *Hitparade* (gibt's die überhaupt noch?) als auch Hollywood als auch Schloss Bellevue werden weiterhin ohne mich auskommen müssen. Solche Selbsterkenntnisse sind tragische Momente im Leben und können einen schon mal in ein Stimmungstief stürzen. Denn Fakt ist: Im Laufe der Zeit bleibt doch einiges auf der Strecke – und das ist mir in den letzten Jahren zunehmend bewusst geworden. Ich könnte glatt wieder sentimental werden – HEUL!

Aber was ist denn jetzt an alldem schuld? An schwachen Nerven, Zickigkeit, Wankelmut, Heulsusen-Dasein und dem Gefühl, das Leben läuft einem davon? Ich verrate es Ihnen: Es sind die Hormone! Jawoll! Glauben Sie mir, von mir können Sie was lernen!

Noch emotionsflexibler wird's allerdings, wenn zu den Hormonschwankungen auch noch Schlafstörungen kommen. Seit ein paar Jahren suchen die mich nämlich zu allem Übel ab und zu heim – vorzugsweise von Sonntag auf Montag. Ich erkläre mir das so: Wenn ich sonntags später aufstehe, bin ich abends später müde. Das ist eine Zeitverschiebung von mehreren Stunden, fast wie ein Jetlag.

Tatsache ist allerdings, dass mir Schlafdefizite früher nichts bis wenig ausgemacht haben. Ich kann mich an Situationen erinnern, als ich, 18 Jahre alt, frisch berufstätig, in Feierlaune und noch ohne Auto, die letzte S-Bahn Richtung heimisches Bett verpasst hatte. Das war halt einfach Pech. Oder auch Glück, wenn man es verstand, die Feste zu feiern, wie sie fallen: Also ab in die nächste Disco, durchgetanzt bis fünf Uhr früh, anschließend in einem Café gefrühstückt und danach gestärkt zur Arbeit! Jaaaaa, so war das damals. Ist aber lange her … seeehr, seeehr lange.

Vielleicht liegt der leichte Schlaf aber auch am schweren Essen. Das ist ja nun aber leider etwas, was ich nur sehr ungern einsehen möchte. Denn ich esse gern, viel und vorzugsweise am Abend, in Gesellschaft ebenso gern und viel und vorzugsweise am Abend essender Freunde. Kann denn dieses überaus sinnliche Vergnügen Sünde sein? Und Sodbrennen verursachen? Letzteres ist übrigens auch so eine neue Erfahrung, auf die ich gern verzichtet hätte.

Heute machen mir jedenfalls einige Stunden Schlafmangel nicht nur einen fahlen Teint, sondern auch einen trägen Gedankengang. Die Konzentration ist flöten. Im schlimmsten Fall finde ich keine Rechtschreibfehler mehr. Zu Hülfe! Und das Schlimmste: Nicht mal auf seine Schmerzen kann man sich konzentrieren!

7. Kapitel

ES ZWICKT UND ZWACKT

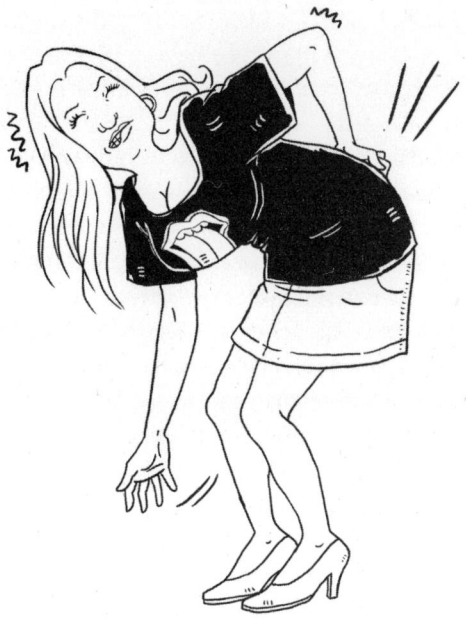

>>Warum kommen Frauen in die Wechseljahre?
Weil sie von diesem Tag an ihr Blut
für die Krampfadern benötigen.<<
UNBEKANNT

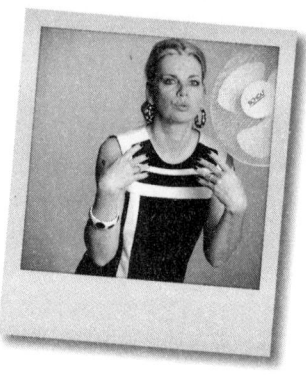

*I*ch spreche hier übrigens von Schmerzen, die ich früher genauso wenig kannte wie Schlafstörungen. Ein Beispiel ist »Rücken«. Natürlich hatte ich schon immer einen Rücken. Aber ich spürte ihn nie. Selbstverständlich konnte ich mit der Arroganz der Jugend auch nicht verstehen, dass andere Leute ihren Rücken spürten. An dieser Stelle möchte ich mich bei allen, die bereits vor mir »Rücken hatten«, aus tiefstem Herzen entschuldigen: für mein Grinsen, meine Ignoranz, mein Kopfschütteln und vor allem für meine klugen Ratschläge, dass das alles nur eingerostet und mit etwas Bewegung und Härte zu sich selbst ganz easy in den Griff zu bekommen wäre … blablabla, wie ich heute weiß!

Seit genau dem denkwürdigen Tag, an dem ich 40 Jahre und zwei Wochen alt wurde, bin ich geläutert. Als ich völlig schlagartig und ohne jede Vorwarnung nicht mehr aus meinem Bürostuhl herauskam. Jaaaa, liebe Unter-40-Jährige, ich verzeihe euch euer Grinsen, eure Ignoranz, euer Kopfschütteln und eure guten Ratschläge … GESCHENKT!

Nun leidet ja nicht jeder gleich. Auch das Schmerzempfinden ist unterschiedlich. Sie müssen sich allerdings auf eines einstellen: Das körperliche Befinden wird selten besser, wenn man mal den 40. Geburtstag hinter sich hat. Es gibt dummerweise von Kopf bis Fuß alles Mögliche, was mit dem Alter nachlassen kann und leider, leider meist auch tatsächlich nachlässt: das Gedächtnis, die Augen, Ohren, Zähne, das Herz-Kreislauf-System, die Organe überhaupt, die Gelenke, die Muskulatur, die Venen, der Rücken … Nicht alles tut weh, aber manches davon kann halt schmerzen. Wenn Sie Pech haben.

Sofern Sie also früher schon Probleme mit dem Rücken hatten, können Sie sich darauf verlassen, dass der Übeltäter Sie mit den Jahren nicht weniger plagen wird. Und wenn Sie – wie ich – bisher keine Rückenschmerzen kannten, werden Sie sie womöglich jetzt kennenlernen. Tut mir leid für Sie.

Hatten Sie schon immer einen empfindlichen Magen, verspreche ich Ihnen, dass der nicht unsensibler wird. Nicht von ungefähr leiden viele ältere Menschen nach einer üppigen Mahlzeit unter Sodbrennen, vertragen manche Dinge nicht mehr oder lassen sich wahlweise von den bösen Kohlenhydraten oder den schlechten Fetten den Schlaf rauben. Manche sagen, ein Salat am Abend wäre schwer verdaulich, die Nächsten können nach Weißwein nicht schlafen … frustrierend, so was. Und wenn wir schon beim Essen sind: Auch überschüssige Pfunde machen sich in den seltensten Fällen vom Acker, wenn man mal Ü40 ist!

Sind Ihre Beine im zarten Alter von 25 an heißen Tagen schon unangenehm angeschwollen, sollten Sie sie 20 Jahre später am besten schon bei zehn Grad ganztägig hochlegen. Und wurden Ihre Beinchen bereits in jungen Jahren von völlig unnötigen Besenreisern verziert, dürfen Sie sich darüber hinaus auf ein paar hübsche Krampfadern freuen. Kleiner Trost: Sie sparen sich dann die teuren Feinstrumpfhosen, denn die Stützstrümpfe gibt's auf Krankenschein.

Ach, Sie litten schon mit 20 an einer schwachen Blase? Oha! Kennen Sie den Spruch »Jeder Nieser ein Gießer«? Genau. Nein, dafür muss man nicht zwangsläufig Kinder geboren haben. Das kann man auch so. Die Beckenbodenmuskulatur lässt uns Frauen Ü40 gern im Stich – die eine früher, die andere später. Und die viel gepriesene Beckenbodengymnastik hilft auch nur begrenzt, nur damit Sie das gleich wissen!

Aber okay. Nun sind ja die Wechseljahre keine Krankheit, sondern eine Lebensstufe. Ein völlig normaler Lebensabschnitt, heißt es oft. Trotzdem frage ich mich, ob man da nicht ein bisschen untertreibt. Schauen wir einfach mal auf das Offensichtliche: Kann es gesund sein, wenn der Schweiß in Strömen den Rücken hinunterläuft und in der nächsten Minute eine Gänsehaut den ganzen Körper überzieht, weil es schlagartig wieder fröstelig kalt wird? In jungen Jahren hätte man das als Grippe-Symptom bezeichnet und auskuriert. In Anbetracht der Tatsache, dass das Klimakterium unter Umständen 15 Jahre lang dauert, ist das allerdings nicht so ohne Weiteres möglich. Da hilft nur Durchhaltevermögen, wenn man seine Frau stehen will oder gar muss.

Auch sonst sind die Hitzewallungen der Gesundheit keineswegs zuträglich. Sie kommen nämlich unverhofft, kleben schweißig im Nacken und das ohne Rücksicht darauf, ob gerade Zugluft herrscht oder nicht. Kein Wunder, dass man ständig Nackenprobleme hat! Wieder einmal muss ich Abbitte leisten: Vor 25 Jahren habe ich meinen damals 58-jährigen Chef ausgelacht, als er an einem strahlenden Sommertag sein Cabriodach nicht öffnen wollte. Mir zuliebe hat er es dann zwar getan – sich selbst aber in einen kuscheligen Winterschal gehüllt, den er für Notfälle wie diesen auch bei 30 Grad im Kofferraum hatte. Ich konnte es nicht fassen und missgönnte ihm sein schönes ungenutztes Cabrio zutiefst. Hm. Heute besitze ich selbst ein

Cabrio und fahre aus gutem Grund meistens geschlossen. Und für die wenigen Ausnahmefälle geben sich in meinem Kofferraum verschiedene Tücher, Käppis und Schals ein Stelldichein ...

Nun gehören aber nicht nur Rücken- und Nackenschmerzen zum Standardbefinden. Schön wär's, wenn das schon alles wäre! Daran könnte man sich ja glatt gewöhnen. Aber Schmerzen sind ungeheuer flexibel. So muss ich feststellen, dass die Gelenke am ganzen Körper jeden Tag ein wenig lauter knacken. Besonders knackig bin ich morgens. Und das legt sich erst, wenn ich meine Scharniere durch ein dick mit Butter und Käse belegtes Frühstücksbrot geschmiert habe. Anschließend müssen sie mithilfe gymnastischer Beweglichkeitsübungen langsam warmlaufen, erst dann kann ich einigermaßen aufrecht gehen.

Es wäre jetzt irgendwie spannend zu wissen, was Sie inzwischen für ein Bild von mir haben. Wahrscheinlich sehen Sie vor Ihrem geistigen Auge eine ältere Dame (unpassenderweise mit langen blonden Haaren, nach dem Motto »von hinten Lyzeum, von vorne Museum«), übersät mit Falten und gezeichnet von Speckröllchen. Sie bewegt sich eingeschränkt in leicht gebückter Haltung, verzieht bei jeder Bewegung schmerzerfüllt das Gesicht und fasst sich gequält an den Rücken. Und sie trägt Inkontinenzwindeln und Stützstrümpfe.

Ich kann Sie beruhigen. Ganz so schlimm ist es nun doch noch nicht. Gott sei Dank! Wenn ich mal großzügig über mich nachdenke, dann bin ich sogar noch ganz gut dran. Einige Leute aus meinem Bekanntenkreis hatten in meinem Alter schon längst mehrere Bandscheibenvorfälle oder Thrombosen. Und das – nur um eventuellen Vorurteilen meiner Leserinnen und Leser den Wind aus den Segeln zu nehmen – völlig unabhängig von Figur oder Sportlichkeit. Ungerecht, nicht wahr?

Und jetzt Hand aufs Herz: All die geschilderten sind doch noch relativ harmlose, weil behandelbare Probleme. Vieles relativiert sich, wenn man Altersgenossen beerdigen muss. Und deshalb möchte ich hier – natürlich ohne Namen zu nennen – auch an all diejenigen erinnern, die gar keine Chance hatten, sich mit den beschriebenen »Leiden« herumzuärgern.

8. Kapitel

VERPEILTHEIT

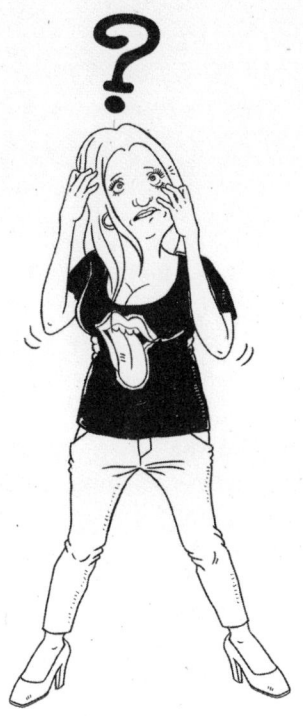

>>Altern ist ein hochinteressanter Vorgang.
Man denkt und denkt und denkt –
plötzlich kann man sich an nichts mehr erinnern.<<
EPHRAIM KISHON

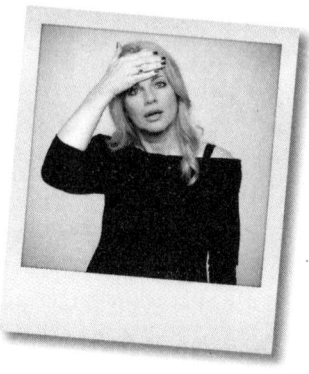

Es ist nun aber leider nicht so, dass im Zeitalter der Wechseljahre nur die Schönheit, die Belastbarkeit und die körperliche Vitalität nachlassen. Obwohl das ja schon genug Gründe wären, launenhaft zu werden. Aber nee, es kommt noch schlimmer: Eine ganz, ganz unangenehme Begleiterscheinung des wechselwarmen Zeitalters ist nämlich, dass man noch verpeilter wird, als man ohnehin schon immer war. Mhm, das ist tatsächlich möglich. Glauben Sie einer Klimakterianerin mit Fronterfahrung!

Ich stelle nämlich fest, dass das Hirn genauso einzutrocknen scheint wie die Haut. Als Ersatz für die vertrockneten Hirnzellen dienen mir tonnenweise Post-its in unterschiedlichen Größen. Ich fühle mich schuldig, dass allein wegen mir ganze Regenwälder abgeholzt werden müssen. Aber ohne meine Post-its bin ich verloren, denn ich muss mir langsam alles, aber auch wirklich alles aufschreiben. Wenn mir im Wohnzimmer, das bei uns im Erdgeschoss liegt, etwas einfällt, was ich oben im Schlafzimmer brauche, notiere ich das am besten sofort. Sonst renne ich garantiert die Treppe hoch und stehe dann hilflos da, weil ich nicht mehr weiß, was ich wollte (äääh, okay, ich sollte mich vielleicht freuen – denn Treppensteigen soll ja den Hintern straffen!).

Noch schlimmer ist es beim Einkaufen. Ohne Einkaufszettel? Vergessen Sie's! Wenn ich drei Sachen einkaufen möchte, fehlen hinterher mindestens zwei davon. Das Gemeine: Ich weiß ganz genau, dass ich was vergesse, aber ich komme nicht drauf, was es war.

Geburtstage, Kundentermine, Verabredungen mit Freunden, Klamotten aus der Reinigung abholen – alles muss notiert werden. Ganz doof ist es aber, wenn ich die Zettel wegen meines ausgeprägten Ordnungssinns in der Schublade verstaue. Tja. Dann brauche ich mindestens eine Erinnerung an die anderen Zettel – und diese Gedächtnisstütze sollte in Form eines riesigen Blattes auf dem Boden direkt vor der Haustür liegen, sodass ich es wirklich nicht übersehen kann.

Es kommt auch schon mal vor, dass der Göttergatte sein Auto in der Inspektion hat und ich ihn abends von der Arbeit abholen soll. Wohlgemerkt, seine Wirkungsstätte liegt auf halbem Weg von meiner Arbeit, es wäre also eigentlich kein Problem. Wenn ich nicht dran vorbeifahren und mich zu Hause darüber echauffieren würde, dass der Kerl noch nicht daheim ist.

Überhaupt spielt der Göttergatte gern die Opferrolle. Man kann ihn auch wunderbar aussperren. Das geht so: Während er draußen den Rasen mäht, fährt man zur Arbeit – und vergisst ausnahmsweise einmal NICHT, gewissenhaft jede Balkontür und jedes Fenster zu verriegeln. Und die Haustür wird gleich zweimal abgeschlossen. Wir wollen ja schließlich nicht riskieren, dass das Haus von Unbefugten betreten wird!

Auch kann es sein, dass man an einem sonnigen Sonntagnachmittag im Kreisverkehr automatisch die Richtung zur Arbeit einschlägt, anstatt nach Hause zu fahren, wo man eigentlich hin wollte. Schließlich fährt man an diesem Kreisverkehr ja meistens

Richtung Arbeit. Frau im mittleren Alter ist ein Gewohnheitstier, vor allem, wenn kein Post-it auf dem Lenkrad klebt.

Da fällt mir ein: Vielleicht sollte ich auch im Badezimmer Post-its verteilen? Das Badezimmer ist nämlich auch ein Ort, der sehr unter dem Klimakterium zu leiden hat – und damit meine ich jetzt nicht, weil dort meine ganzen Schönheitsutensilien aufbewahrt werden und der Spiegel mein Gejammer ertragen muss. Darüber hinaus lässt man beispielsweise auch gern mal den Wasserhahn laufen oder das Licht brennen. Da ich das weiß, versuche ich gegenzusteuern: Neulich habe ich ganz fürchterlich gespart und zum Händewaschen das Licht gar nicht erst angemacht. Ich fand den Wasserhahn tatsächlich auch im Dunkeln, man kennt sich ja aus. Das Problem trat erst beim anschließenden Eincremen der Hände auf: Die Anti-Falten-Handcreme wollte partout nicht einziehen. Genervt machte ich doch noch das Licht an – und wunderte mich über den hellbraun verschmierten Schalter. Ich hatte Make-up an den Händen … Kann ja mal passieren, dass man zur falschen Tube greift, wenn man nichts sieht!

Kleiner Trost am Rande: Anderen älteren Mädels geht's nicht anders. Das konnte ich im letzten Jahr erleben.

Es begab sich zu der Zeit, die für mich die gemütlichste des Jahres ist: die Weihnachtszeit. In unserem Freundeskreis haben wir da einen schönen Brauch. Und zwar loben wir gegenseitig unsere Christbäume und bekommen dafür reihum etwas zu essen und zu trinken. Da wir mittlerweile circa zehn Bäume zu loben haben, wollen die Termine wohl koordiniert sein. Schließlich muss man auch noch die Völlerei innerhalb der Familien unterbringen. Und leider, leider, ist ja die Weihnachtszeit nicht endlos.

Deshalb wird bereits Anfang Dezember geplant, wer wann bei wem den Christbaum lobt. Die Männer kann man bei so was naturgemäß getrost vergessen. Zwar tragen sie sich sämtliche Termine unter Aufwand von viel Zeit und unter zahlreichen Rückfragen in ihre iPhones ein, aber dann wissen sie trotzdem nie, was Sache ist. Wir Frauen hingegen schreiben Post-its und zur Sicherheit normalerweise noch mal alles zusätzlich in unsere altmodischen Papierkalender. So haben wir den vollen Durchblick. Jawoll! Normalerweise. Im letzten Jahr scheint da jedoch einiges schiefgelaufen zu sein.

Mit meiner Nachbarin vereinbarte ich »den 2. um 19.00 Uhr« und meinte natürlich den zweiten Weihnachtsfeiertag. Bereits ab mittags stand ich in der Küche, um die vierköpfige Nachbarsfamilie adäquat zu verköstigen. Um 19.15 Uhr hatte noch keiner geklingelt. Um 19.30 Uhr begann ich ernsthaft, mir Gedanken zu machen, zumal das Nachbarhaus in tiefe Dunkelheit getaucht war. Angefressen rief ich auf dem Handy an. »Was, heute? Ach, das tut mir leid, wir sind gar nicht da … wir dachten, du meinst den 2. Januar!« Pech. Wohin nun mit dem schönen Essen? Zum Glück gibt es ein paar Leute im Freundes- und Baumlob-Kreis, auf die immer Verlass ist, wenn es um ein paar nett angerichtete Kalorien geht: Sandra und Mann kamen gerne und waren hungrig. Dafür strich ich den für sie vorgesehenen Baumlob-Termin am 29.12., denn sie hatten ja nun schon gelobt und geschlemmt. Ich meine, wir hätten sogar darüber gesprochen, die Sandra und ich.

Irgendwie schien die Information aber bei ihr nicht angekommen zu sein. Am 29.12. standen sie hungrig vor unserer Haustür. Sie war allerdings ordnungsgemäß verschlossen, denn wir waren nicht zugegen. Wo wir waren? Erraten: Wir standen hungrig vor Sandras Haus. Hatten wir nicht ausgemacht, dass wir den Termin fürs Baumloben bei ihr nutzen wollten? Grübel.

Wenn Sie jetzt denken, dass solche Ereignisse zum Streit führen, da kann ich Sie beruhigen. Zum Glück sind wir alle nicht rechthaberisch, wir älteren Mädels. Das können wir uns ja gar nicht leisten, man muss doch tolerant sein gegenüber seinen Leidensgenossinnen. Wir sind alle miteinander höchstens in einem Frühstadium des Altersstarrsinns. Deshalb wissen wir immer ganz genau, was besprochen wurde und wie was war. Und zwar so lange, bis uns das Gegenteil bewiesen wird. Zumindest in diesem Punkt stehen uns die Männer in nichts nach.

Nachtrag: MOMENT MAL! Mist! Auf wen soll man sich denn noch verlassen, wenn sich auch die langjährigen Weggefährten nichts mehr merken können?

9. Kapitel

STUTENBISSIGKEIT

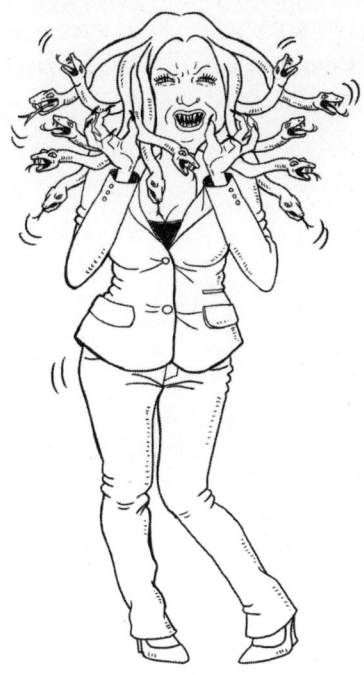

>>Wenn du siehst, wen einige Mädchen heiraten,
weißt du, wie sehr sie es hassen müssen,
ihren Lebensunterhalt selbst zu verdienen.<<
HELEN ROWLAND

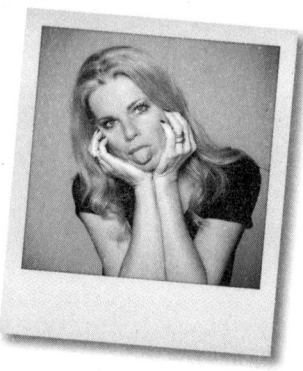

Sehr oft werde ich gefragt, was mich am Älterwerden am meisten stört: die sich davonschleichende Schönheit, die sinkende Belastbarkeit, die neuen körperlichen Gebrechen, die Launen oder gar die geistige Verwirrung?

Jo. In dieser Reihenfolge. Die Frage ist genau genommen überflüssig. Es stört mich alles und das nicht zu knapp. Aber das ist geheim. Deshalb tarne und täusche ich, wo immer ich kann. Denn man sollte ja annehmen, dass die Mischung aus Emotionsflexibilität, Verpeiltheit und dem Nachlassen von Kräften und Aussehen auch der Karriere nicht unbedingt zuträglich ist.

Offenbar bin ich ein genialer Blender. Ich habe nämlich im hohen Alter von 47 wieder einmal die Selbstständigkeit zugunsten des Arbeitnehmer-Daseins aufgeben dürfen. Ganz nach dem Motto: Schnell noch fest anstellen lassen, bevor der Sarg kommt!

Dabei heißt es ja eigentlich, ab 40 hat man schlechte Karten auf dem Arbeitsmarkt. Als Grund wird gern aufgeführt, dass man öfter krank und weniger belastbar wäre. Vergessen wird dabei aber die Tatsache, dass man sich auch mal ein bisschen zwingen kann – sogar und insbesondere, wenn man das Durchhalten schon jahrelang gewohnt ist. Nun will ich mich zwar nicht anhören wie meine eigene Großmutter, möchte aber an dieser Stelle dennoch betonen, dass ich in diesem Jahr noch keinen einzigen Krankheitstag hatte. Im Gegensatz zu manchen jüngeren Kolleginnen. Vielleicht liegt es daran, dass die noch nicht wissen, was Krankheit ist? Denn als alter Haudegen (allerdings nur als weiblicher, Männer mögen das anders sehen) empfindet man einen Schnupfen nun wirklich nicht als Grund, zu Hause zu bleiben. Und ein Brummschädel brummt zu Hause genauso wie im Büro …

Womöglich habe ich dieser wahrlich heldenhaften Einstellung meine späte Anstellung zu verdanken. Auf jeden Fall hatte ich bisher ziemliches Glück im Berufsleben. In 32 Arbeitsjahren bin ich immer auf wohlwollende Chefs und Geschäftspartner gestoßen. Vielen Dank an dieser Stelle!

Dabei war ich mir früher gar nicht so sicher, ob Leistung tatsächlich belohnt wird. Ich hatte nämlich eine harte Kindheit, nur damit Sie mich jetzt auch mal ein bisschen bemitleiden. Zum Beispiel mussten meine Schwestern und ich als Belohnung für ein gutes Zeugnis immer mit meinem Vater ins Kino, Bud Spencer und Terence Hill anschauen. Der Einzige, der das lustig fand, war mein Vater. Irgendwann fassten wir uns ein Herz und fragten, ob wir nicht lieber das Eintrittsgeld in bar ausgezahlt haben könnten. Nix da! Stattdessen wurden wir ab sofort als Anerkennung für gute Schulnoten zu McDonald's ausgeführt. Ich mochte das Essen dort nie und mag es bis heute nicht …

Zurück zum Thema: Ich arbeite seit 25 Jahren in der Werbung. Davon seit 20 Jahren völlig stur und treu in derselben Agentur. Zwar in wechselnden Positionen und zwischendurch immer mal wieder als freie Mitarbeiterin, aber das ist dennoch eine sehr, sehr lange Zeit – im Agenturleben vergleichbar mit einer Silberhochzeit in Hollywood. (Erstaunlich, dass die mich wieder fest angestellt haben – obwohl sie mich doch schon seit so vielen Jahren kennen!)

In 20 Jahren hat man natürlich viele Chefs, Kollegen und Weggefährten kommen und gehen sehen. Manche mussten gehen, andere haben die Agentur freiwillig verlassen – oft, weil sie der Meinung waren, langsam zu alt für unsere doch recht junge Branche zu sein.

Also, mir fehlt da ja irgendwie die Einsicht. Selbstverständlich fühle ich mich nach wie vor wie 25 (wenn auch nur für fünf Minuten am Tag)! Aber was noch schwerer wiegt: Ich kann mir einfach nicht vorstellen, woanders als in einer Agentur zu arbeiten. Genauer gesagt, kann ich mir nicht mal vorstellen, woanders als in MEINER Agentur zu arbeiten.

Ich WILL zu meinem Chef Du sagen dürfen. Ich WILL Jeans anziehen können. Ich WILL hyperventilieren, weil alles immer eilt. Ich WILL einen lockeren Umgangston pflegen. Ich WILL mir an heißen Tagen einen Eimer mit kaltem Wasser unter den Schreibtisch stellen können, um die angeschwollenen Beine zu kühlen. Ich WILL Situationen erleben wie die, dass zehn Mann inklusive Chef in einem Meeting hocken und Kollegin Verena mit einem Blick auf meinen Ausschnitt anerkennend fragt: »Sieht schön aus. Hast du dir die Möpse richten lassen?« (Um jeden Zweifel auszuräumen: Nein! Ich trug nur einen neuen Push-up-BH!)

Komplimente dieser Art sauge ich auf wie ein Schwamm, völlig ungeachtet, in welcher Situation und von wem sie gemacht werden. Denn die Zeiten, in denen Kollegen hinter meinem Rücken bewundernd sagen, ich sähe aus wie ein Bond-Girl, sind wohl endgültig vorbei. Inzwischen nennt man mich »den Bauch des Unternehmens«! Völlig zu Recht, denn ich habe in der Tat viel Bauchgefühl und es nimmt mit jedem Jahr zu.

Als »Bauch des Unternehmens« fühle ich mich unter anderem natürlich auch zuständig für die Förderung des Betriebsklimas. In dieser Mission schaue ich mir neue Kolleginnen und Kollegen heimtückisch-kritisch an. Besonders die weiblichen. Gar keinen guten Start haben die, wenn sie jünger sind als ich (also alle)! Extrem ungern gesehen sind 20-jährige, schlanke, aber vollbusige Azubinen mit wohlgeformten Fesseln, die auch im August keine Wasserschüssel unter dem Schreibtisch brauchen. Da kann ich unter Umständen ein wenig stutenbissig werden. Und dann womöglich noch blond! GRRRRR!

Diese jungen Mädels haben unter anderem den Vorteil, dass sie noch nicht unter Hitzewellen leiden. Wenn die rot anlaufen, sind sie entweder verknallt, sie wurden bei einem Fehler ertappt oder es ist ihnen sonst irgendwas peinlich. Doch, doch! Ich weiß das, ich spreche aus Erfahrung. Schließlich war ich auch mal jung! Inzwischen hat die rote Birne bei mir allerdings andere Gründe: Als ich neulich mit meinem Chef im Gespräch war, überkam mich eine Hitzewelle nach der anderen. Ob er jetzt wohl denkt, dass ich in ihn verknallt bin???

Sei's drum. Das mit dem Hochschlafen brauche ich wohl sowieso niemandem mehr anzubieten, ich will ja keinen erschrecken. Nee, in meinem Alter muss man einfach arbeiten fürs Geld. Saublöd eingerichtet von der Natur, ausgerechnet jetzt, wo die Kräfte nachlassen … Denn, ich hab's ja schon zugegeben, es schlaucht schon mehr als früher, wenn man über Wochen so richtig ranklotzen muss.

Aber es ist noch möglich! Und es macht sogar Spaß. Gemeinsam mit Carolin, der Kampfsau unter den Grafikerinnen, geht einfach was. (Sie erinnern sich: Das kann auch schon mal zu Tränen rühren!) Wir setzen uns gerne gegenseitig mit Schnelligkeit unter Druck und schwören uns gleichzeitig, dass wir dieses Pensum keinesfalls schaffen können. Um dann zwei

Tage vor dem Abgabetermin fertig zu sein. Was wir beide aber gar nicht mögen, sind sogenannte Bumerang-Jobs. Das sind die, die man eigentlich als erledigt abgehakt hat, die dann aber immer wieder zurückkommen – mit dubiosen Korrekturwünschen. Spätestens nach der fünften Korrekturschleife wächst unser Unmut. Zum Glück haben wir aber hauptsächlich relativ pflegeleichte Kunden.

Apropos Kunden und deren Korrekturen: Manchmal beschleichen sogar mich Zweifel, ob ich nicht doch langsam zum »alten Eisen« gehöre. Zum Beispiel, wenn ein langjähriger Kunde mit Best-Ager-Zielgruppe plötzlich Texte für einen Newsletter wünscht, mit dem er eine für ihn neue, jüngere Zielgruppe ansprechen will. Nach der dritten Korrektur fällt ihm dann auf, dass die Sprache nicht jung genug ist. Bei der fünften Korrekturstufe sind wir auf einem Niveau, auf dem sogar »vielen Dank« und »machen wir gerne« als nicht mehr zeitgemäß rausgestrichen wird. Da muss ich wirklich sagen: Das versteh ich nicht mehr! Dafür bin ich einfach zu alt!

Uralt kam ich mir auch neulich vor, als ich zu einer Präsentation nach Berlin fliegen musste. Es handelte sich um einen potenziellen Neukunden und selbstverständlich gab ich alles, um einen guten Eindruck zu erwecken. Ich warf mich in mein schönstes Kostümchen und trug neue, hochhackige Pumps. Im Laden waren die Treter noch völlig in Ordnung. Aber jetzt hatte ich bereits am Flughafen Stuttgart das starke Bedürfnis, sie im nächsten Mülleimer zu entsorgen, so taten mir die Füße weh. Im Flieger zog ich die Schuhe aus – ein grober Fehler. Nach der Landung musste ich mich mit schmerzverzerrtem Gesicht wieder hineinquälen und hinter meinem Kollegen zum Taxi humpeln. Die Präsentation brachte ich noch mit Anstand hinter mich, aber danach war es endgültig vorbei mit der Contenance! Barfuß stieg ich ins Taxi zum Flughafen Tegel, barfuß betrat ich die Ladenebene des Flughafens und barfuß enterte ich das dortige Schuhgeschäft mit den Worten: »Ich brauche das tussihafteste Paar Birkenstocks, das Sie haben!« Tja – seither bereichern silberne Birkenstock-Latschen mit Strassverzierung meinen Schuhschrank. Ein echter Notkauf!

Selbstverständlich war ich abends fix und alle, als ich wieder zu Hause ankam. Und das lag beileibe nicht nur an den Schuhen. Nein, schließlich war ich den ganzen Tag unterwegs gewesen. Der morgendliche Flieger hob um 8.05 Uhr ab – soll heißen, wir mussten um 7.00 Uhr am Flughafen sein. Für mich ist das mitten in der Nacht. Den Tag kann ich vergessen. Denn eines habe ich Ihnen zum Thema Berufsleben bisher verschwiegen: Ich achte penibel auf eine ausgewogene Work-Life-Balance. Da bin ich echt hinterher. Deshalb habe ich meine Arbeitszeit meinem Bio-Rhythmus angepasst und arbeite hauptsächlich nachmittags. Und was ich absolut nicht leiden kann, sind Termine außerhalb meiner Sprechzeiten – sprich, vor 13.00 Uhr!

Es ist ja so, dass die Stier-Frau an sich (also ich) sowieso nur sehr ungern aus ihrem Rhythmus gebracht wird. Ganz übel, wenn das bereits morgens jemand oder etwas wagt. Denn da brauche ich meine Ruhe, und zwar stundenlang. Das heißt nicht etwa, dass ich so lang schlafe – nein, ich bin einfach eine absolute Trödel-Paula. Und ich werde, wie das so ist im Alter, immer eingefahrener. Darüber hinaus braucht es naturgemäß jeden Tag ein bisschen länger, bis man sich so weit hergestellt hat, dass man vorzeigbar ist und das Haus verlassen kann. Aus all diesen Gründen sind für mich Vormittagstermine die Höchststrafe und versetzen mich in Stress, Hektik und schlechte Laune!

10. Kapitel

FÜNF STUNDEN BIS ZUM WOW-EFFEKT

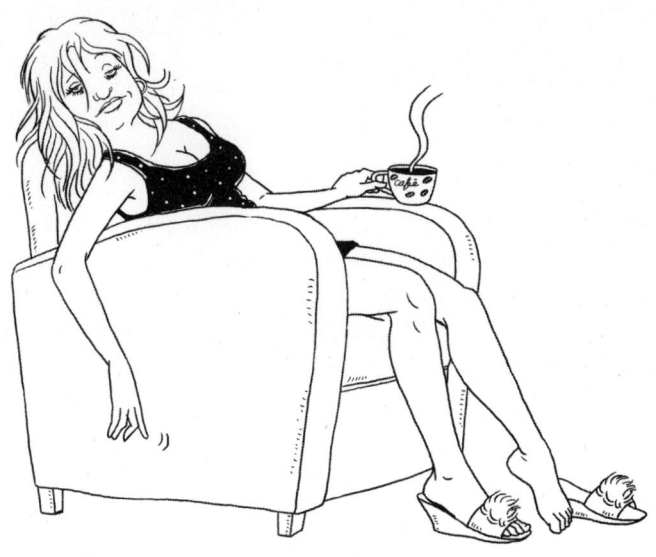

>> Es ist kein Spaß, mich morgens selbst
im Spiegel anzusehen. <<
DIANE KEATON

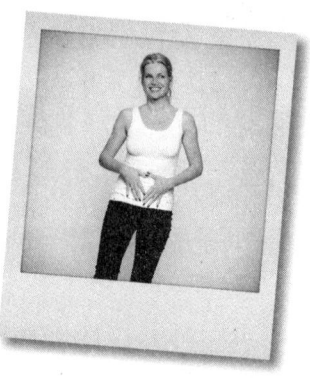

Damit Sie das mit dem Terminstress ein wenig besser verstehen, schildere ich Ihnen nun einen ganz normalen Tag im Leben einer Klimakterianerin.

7.00 Uhr: Erst mal wiegen. Und zwar splitterfasernackt, sogar ohne Slip, denn ein Slip, und sei er noch so klein, wiegt garantiert 30 Gramm. Und ich kann mir kein Gramm zu viel erlauben!!! Mist. 74,5 kg. Und das ungefrühstückt. Der Tag ist ja nun eigentlich gelaufen. Ich sollte sofort und nüchtern das Haus verlassen … wenn da nicht das Schwächegefühl wäre, das mich schon bei dem Gedanken daran überkommt.

7.15 Uhr: Jetzt werden die Kilos erst mal bekämpft. Während die Kaffeemaschine arbeitet und im Fernsehen das SAT-1-Frühstücksfernsehen läuft, mache ich eine Viertelstunde Gymnastik: Dehnübungen, Hantelübungen, Sit-ups, Muskelaufbau … Bangemachen gilt nicht.

7.30 Uhr: Meine Wasserschildkröte Snubby verrenkt sich draußen im Teich fast den Hals. Sie hat durch die Fenster gesehen, dass ich wach bin – warum gibt es dann, bitte schön, kein Futter? Das muss sie von mir haben!

7.35 Uhr: Endlich Frühstück. Ich war schon unterzuckert. Mit zwei Tassen Kaffee spüle ich vier Brote, Käse, Marmelade, Honig hinunter. Nun ist mir wohler.

8.00 Uhr: Männer sind wie Wolken: Wenn sie sich am Morgen verziehen, kann es doch noch ein schöner Tag werden. Halleluja! Der Göttergatte hat das Haus verlassen, der restliche Morgen gehört mir! Freudig schalte ich den Computer ein.

9.00 Uhr: So, alle Mails sind beantwortet. Um das Gefühl des gemütlichen Morgens noch ein bisschen zu verlängern, stöbere ich mal bei Otto, Zalando, Amazon und Co. …

10.00 Uhr: Hoppla! Da habe ich doch tatsächlich Geld ausgegeben, bevor ich auch nur einen Cent verdient habe. Höchste Zeit, an den Aufbruch in die Agentur zu denken.

10.15 Uhr: Erst mal duschen. Ganz toll. Der Göttergatte hatte vor zweieinhalb Stunden die gleiche Idee, glaubte aber, nicht lüften zu müssen, weil ich ebenfalls gleich duschen würde. Und er ist ein Warmduscher! Folglich hängt der Dampf wie Nebel im Raum. Eine Hitzewelle überkommt mich, meine Haare kräuseln sich auf unattraktivste Art und Weise.

10.45 Uhr: Um von den Kilos abzulenken, muss wenigstens der Kopf top hergerichtet werden. Ich tue mein Bestes, style das Problemhaar mit Lockenstab und Glätteisen, pinsle, male und entferne sämtliche störende Körperbehaarung (denke ich). Auch das Outfit muss stimmen und wird sorgfältig zusammengestellt.

11.15 Uhr: Arrrggggh! Hitzewelle! Make-up verschmiert, die Haare ärgern mich mit selbstzerstörerischem Effekt und werden trotz aller Mühen gleichzeitig platt und krisselig, die Klamotten sind durchgeschwitzt … alles von vorn.

12.00 Uhr: Uff! Ich verlasse das Haus. Top gestylt. Haben Sie auf die Uhr geschaut? Es sind fünf Stunden vergangen bis zu diesem WOW-Effekt!

12.10 Uhr: Ein Blick in den Rückspiegel meines Autos lässt mich erstarren. Ich dachte doch, ich hätte jedes Körperhaar erwischt? Doch kaum fern jeglicher Pinzette, taucht ein meterlanges Kinnhaar aus dem Nichts auf!

12.45 Uhr: Ich betrete die Agentur mit einem ausgeklügelten Tagesplan. Pustekuchen! Mein Schreibtisch liegt voller Dinge, die ich heute gar nicht eingeplant hatte. Meine Stresshormone spielen verrückt. Wahrscheinlich überfällt mich deshalb erneut eine Hitzewelle … wieder verschmiertes Make-up, wieder verschwitzte Klamotten! Höchste Zeit fürs Schwimmbad im Hotel nebenan!

13.00 Uhr: In Entenhaltung, um Haare und Make-up nicht vollends zu zerstören, ziehe ich meine Bahnen im Hotel-Pool. Vergebliche Liebesmüh. Kaum zehn Minuten sind vergangen, als ein Kind direkt neben mir ins Wasser springt. Mein Make-up und die Haare sind nun endgültig im Eimer. Leider kann ich alles nur notdürftig ausbessern, da ich nicht nur ohne Pinzette, sondern auch ohne Abschminkzeug, Lockenstab und Glätteisen unterwegs bin. Ganz ungeschickt, da ich abends auch noch mit Kollegen beim Italiener verabredet bin.

14.00 Uhr: Abgekämpft komme ich zurück an den Arbeitsplatz, um die Berge zu bewältigen, die dort auf mich warten. Unerwartete Kundenkorrekturen machen mir erneut einen Strich durch die Rechnung – gefolgt von einer neuen Hitzewelle …

19.00 Uhr: Feierabend. Gemeinsam mit einigen Kollegen treffe ich mich mit Jeff, einem lieben Ex-Mitarbeiter, beim Italiener. Er hat den besten Rotwein – also der Italiener, nicht Jeff. Wir überlegen, welchen wir letztes Mal getrunken haben, denn der war echt lecker. Zwei Kellner versuchen, uns zu beraten. Wir probieren verschiedene Weine, erkennen aber keinen wieder. Verzweifelt bestellen wir einen, der zwar auch lecker, aber halt nicht SO lecker ist. Und natürlich gibt es gutes Essen als Grundlage.

20.30 Uhr: Siedendheiß fällt mir ein: Wir haben letztes Mal einen Rosé getrunken!

22.30 Uhr: Endlich zu Hause. Müde falle ich ins Bett, überfallen von einer letzten Hitzewelle. Ich werfe die Bettdecke von mir und reiße das Fenster auf. Und spüre förmlich die frische Brise auf meinem schweißnassen Nacken. Na denn, gute Nacht!

11. Kapitel

URLAUB, MUSS DAS SEIN?!

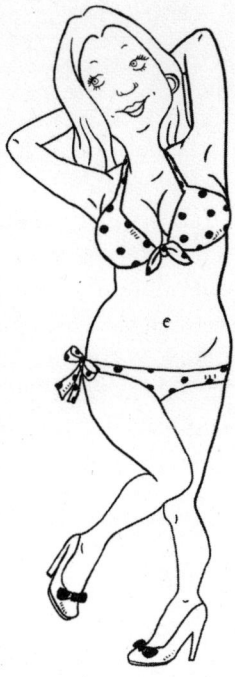

»Ich bin dann mal weg.«
HAPE KERKELING

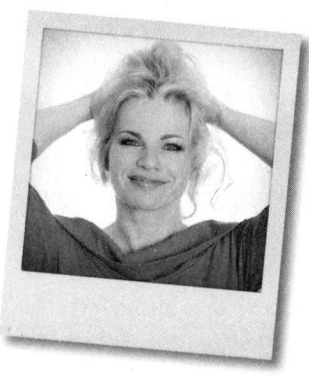

Zum Glück gibt es ja Urlaub! Endlich kann man sich vom Stress erholen! Aber leider, leider … Urlaub ist auch nicht mehr das, was er mal war. Denn hier hat sich wirklich alles verändert seit damals, als ich noch jung war.

Das beginnt schon bei der Wahl des Urlaubsziels. Also, Ibiza geht ja nicht mehr. Auch der Goldstrand oder der Ballermann sind außen vor. Weil: Da gibt es viel zu viel knackige Konkurrenz. Doch, echt. So was kann das Totschlagargument für einen versierten Urlaubsort sein. Außerdem steppt dort der Bär. Wer braucht das denn noch? Schließlich fährt man in den Urlaub, um sich zu erholen – nicht etwa, um etwas zu erleben! Hallo? Man ist Ü40!

Früher, so mit 20, wurde das Urlaubsziel nach folgenden Kriterien ausgewählt: Sonne, Strand, schöne Männer, Party, günstig und noch mal Sonne. Malle, Ibiza, Nizza, Istrien, die Türkei und Loret de Mar waren unter anderem bevorzugte Reiseziele von mir und meiner Busenfreundin Jeanette.

Mit Mitte 20 und dem Eintritt des Göttergatten in mein Leben waren Sonne, Strand, Doppelbett, günstig und noch mal Sonne wichtig. Schöne Männer durfte ich mir nur noch heimlich anschauen und die Konkurrenz der schönen Frauen fürchtete ich damals noch nicht, frisch verliebt und hochnäsig, wie man in dem Alter noch ist. Wir bereisten Griechenland, Italien und immer wieder gern die Côte d'Azur, ein traumhaftes Fleckchen Erde.

Mit 30 schränkte sich die Wahl des Urlaubsziels durch unsere Hündin Debbie ein wenig ein: Sie sollte und wollte unbedingt mit in den Urlaub, deshalb musste der Ort mit dem Auto erreichbar und darüber hinaus hundefreundlich sein. Dafür legten wir nicht mehr so viel Wert auf günstig. Sonne, Strand, Doppelbett und noch mal Sonne waren aber immer noch entscheidend. Außerdem kam damals schon gutes Essen als wichtiges Kriterium dazu und im Vorfeld wurde sich erkundigt, ob ein Tierarzt am Ort war. Im Rennen blieb einmal mehr unsere geliebte Côte d'Azur, neu hinzu kamen Rügen und Sylt.

Mit Mitte 40 und nach Debbies Tod hätten der Göttergatte und ich ja eigentlich mal Fernreisen in Angriff nehmen können. Auch auf anderen Kontinenten soll es ja Sonne, Strand, Doppelbetten, gutes Essen und noch mal Sonne geben. Tja. Inzwischen vertragen wir aber die Hitze nicht mehr so doll und fürchten das endlose, ganz und gar nicht rückenfreundliche Sitzen auf Langstreckenflügen. Außerdem suchen wir die Ruhe und es ist wichtig, dass ein Arzt in erreichbarer Nähe ist – wohlgemerkt: kein Tierarzt. Letztes Jahr waren wir zur Abwechslung mal auf Sylt. Mein Alternativ-Tipp: Der Bayrische Wald soll auch sehr schön sein! Und altersgerecht!

Aber nicht nur beim Reiseziel, auch bei der Wahl der Unterkunft stelle ich eine Geschmackswandlung fest: Früher war ich ein absoluter Hotel-Fan. Als solcher habe ich alle Kategorien durch. Mit 20 waren zwei Sterne völlig ausreichend. Ich brauchte eine Schlafgelegenheit, Dusche, Toilette und morgens einen Kaffee. Mit 30 steigerten sich die Ansprüche, unter drei Sternen und Frühstücks-Buffet wollte ich nicht mehr absteigen. Ab 40 legte ich dann schon Wert auf den vierten Stern – und auf einen schönen Pool und gute Matratzen.

Und heute? Ich habe mich mehr und mehr zur Übernachtungs-Zicke entwickelt. So richtig wohl fühle ich mich eigentlich nur noch in einem Fünf-Sterne-Hotel ... beziehungsweise habe ich festgestellt, dass ich eigentlich gar kein Hotel-Typ mehr bin. Nicht wundern, ich kann das begründen!

Es ist nämlich so, dass man in einem Hotel – vor allem in einem guten – selten alleine ist. Das heißt, dass man sich morgens erst mal in einen vorzeigbaren Zustand verwandeln muss, bevor man den Frühstücksraum betreten kann. Wenn Sie das letzte Kapitel gelesen haben, wissen Sie, was das bedeutet! Außerdem ist man in einem Hotel meistens zeitlich etwas gebunden. Oft gibt es Frühstück von 7.00 Uhr bis 10.00 Uhr. Das ist doch Stress pur! Und dann: Kaum ist man vom Frühstück zurück, betätigt das Zimmermädchen aufdringlich so lange direkt vor der Zimmertür den Staubsauger, bis man freiwillig die Flucht ergreift und ihr den Raum überlässt.

Deshalb hatten wir im letzten Jahr erstmalig ein komfortables Ferienhaus gemietet und ich habe mich spontan in den Ferienhaus-Urlaub verliebt. Ab jetzt mache ich mir gern auch im Urlaub morgens um 11.00 Uhr ungekämmt und ungeschminkt selber Kaffee.

Doch so weit sind wir doch noch gar nicht. Wir stecken ja noch mitten in der Planung. Wenn wir uns dann endlich mal auf ein Urlaubsziel geeinigt, eine geeignete Unterkunft gefunden und das alles für horrendes Geld gebucht haben, fängt der Stress nämlich erst richtig an. Es muss doch so viel vorbereitet werden! Wer versorgt die Schildkröte, wer gießt die Pflanzen, wer leert den Briefkasten, wer zieht die schweren Mülltonnen auf den Gehweg, dass die Müllabfuhr sie nicht übersieht? Und – ganz wichtig! – wer nimmt die Pakete mit meinen Bestellungen an?

Wenn das geklärt ist, folgt das Allerallerschlimmste: das leidige Thema Bikini-Kauf! Man sollte dies erst kurz vor Urlaubsantritt einplanen, denn sonst kann es sein, dass man den Bikini in der Zwischenzeit sprengt. Ich glaube, zu der Tortur des Kaufs an sich muss ich nicht viel schreiben. Jede Frau, die jemals in einer von oben grell beleuchteten Umkleidekabine einen Bikini anprobiert hat, weiß, wovon ich rede.

Ich gebe offen zu, sowohl Unterwäsche als auch Badekleidung nur in den beiden teuersten Geschäften meiner Heimatstadt kaufen zu können. Und wissen Sie, warum? Nicht, weil ich ein Snob bin und gern mehr bezahle als unbedingt sein muss. Nein, sondern weil nur diese beiden Läden es fertiggebracht haben, dass man sich nicht vor den Zug stürzen möchte, nachdem man sich in spärlicher Bekleidung im bodentiefen Spiegel ihrer Umkleidekabinen begutachten musste. Ein bisschen schmeichelnde Beleuchtung und sanfte Pastelltöne – es geht doch! Nie werde ich begreifen, warum die anderen Kaufhäuser DAS nicht raffen. Bestimmt, weil sie nur männliche Innenarchitekten beschäftigen. Ein echt geschäftsschädigender Fehler, muss ich hier mal feministisch kundtun.

Ist dann endlich alles organisiert, der Bikini-Kauf und die darauf folgende Depression überstanden, rückt der Tag der Abreise unaufhaltsam näher. Unweigerlich verwandelt sich meine Vorfreude jedes Mal aufs Neue langsam, aber sicher in das kalte Grausen. Negative Gedanken quälen mich. Muss ich denn wirklich weg von zu Hause? Meine arme, verlassene Schildkröte! Daheim ist es doch sooo schön … Und dann dieser Stress mit der Packerei! Man nimmt ja immer zu viel, zu wenig oder überhaupt das Falsche mit. Die elend lange Fahrt – oder auch: Hoffentlich klappt alles mit dem Flieger! Werden wir gesund wiederkommen? Was mach ich denn die ganze Zeit ohne unsere Freunde? Die Angst vor dem unbekannten Ziel! Im eigenen Bett schläft es sich doch am besten … Und überhaupt: Warum hab ich denn eigentlich gebucht?

Nee, im Ernst: Ich hab da echt einen Schaden weg. Es könnte allerdings sein, dass ich beim Thema Urlaub ein altes Trauma aufarbeite. Denn ich hatte ja eine harte Kindheit, wie Sie schon wissen. Meine Eltern sind mit mir nämlich 16 Jahre lang in den Ferien immer nur nach Österreich gefahren. Berge, soweit das Auge reicht. Der pure Fels. Kein Meeresrauschen, Sonne nur, wenn nicht gerade dicke Wolken zwischen den Gipfeln hingen und den Weg hinaus nicht fanden. Solche Urlaube hinterlassen Spuren!

Die Folge: Seit ich 16 bin und nicht mehr mit meinen Eltern Urlaub machen muss, habe ich Österreich bisher immer weiträumig umfahren. Und die Berge sehe ich nur, wenn ich durch muss, um ans Meer zu kommen. Trotz dieser Vorsichtsmaßnahmen entsprach längst nicht jeder Urlaub meinen Vorstellungen: Als Jeanette und ich vor Jahren unsere 30-jährige Freundschaft mit einer gemeinsamen Reise nach Norderney feierten, musste ich zwar nicht auf mein geliebtes Meeresrauschen verzichten. Aber – es war August und wir waren auf Sommer eingestellt. Niemand bereitete uns darauf vor, dass es auf Norderney nicht einmal 15 Grad kalt war und sieben Tage lang stürmte. Unsere erste Amtshandlung nach der Ankunft war der Kauf von Winterpullovern und Ostfriesennerzen. Sie sehen, Urlaube können wahre Psychosen verursachen.

Dennoch nehme ich die Herausforderung jedes Jahr aufs Neue an. Und wenn wir endlich am Urlaubsort angekommen sind, muss ich feststellen: Egal, wie sorgfältig ich das Reiseziel ausgewählt habe, es gibt auch hier ein paar schöne, junge, schlanke Frauen. Der Göttergatte schaut ihnen lüstern nach. Und ich kann mich nicht rächen, so gern ich es auch täte. Denn wohin ich schaue, sehe ich nur echte Hauptgewinne in der Männerlotterie: bierbäuchige Kerle mit Haaren auf dem Rücken, Glatze und schmierigem Grinsen – und Letzteres gilt noch nicht einmal mir! Ich bin frustriert. Nicht, dass ich ernsthaft interessiert gewesen wäre, aber im Sinne der Gleichberechtigung will ich doch auch was fürs Auge haben …

Doch zum Glück: Auch der schönste Urlaub geht einmal zu Ende und meistens überlebt man ihn sogar. Auch ich. Und das alle Jahre wieder. Dennoch: Klar, dass man unter solchen Voraussetzungen immer häuslicher wird.

12. Kapitel

DRINNI

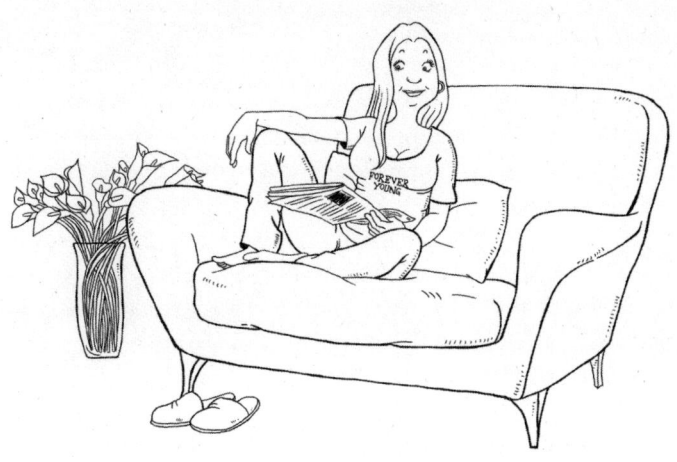

>>Das Weib ist ein häusliches Wesen.<<
FRIEDRICH SCHLEGEL

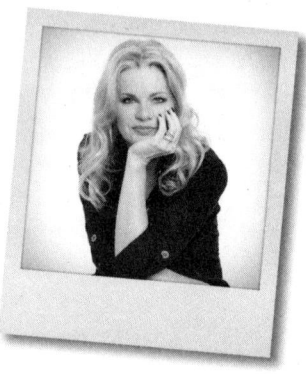

*I*ch bin ein Drinni. Ich liebe es, zu Hause zu sein. Und weil ich da gern und oft bin, lege ich auch Wert auf Gemütlichkeit: schöne Möbel, Dekorationen und all das, womit die Männer so gar nichts anfangen können. Das war übrigens schon immer so, auch, als ich noch jung war. Aber in den letzten Jahren wurde ich noch stubenhockiger, sofern das überhaupt möglich ist. Ich finde es einfach toll, alle meine Schuhe in erreichbarer Nähe zu haben, mich ungezwungen bewegen zu können, im eigenen Bett zu schlafen und so weiter. Böse Leute bezeichnen so etwas ja als spießig. Andere nennen es »Cocooning«.

Apropos gemütlich: Die Menschen haben ja ganz unterschiedliche Ansichten, was ein gemütliches Heim ausmacht. Manche mögen es mit vielen Möbeln und Krimskrams in warmen Farben. Andere bevorzugen ein weißes Designer-Loft. Ich persönlich hätte gern eine Mischung: cooles Designer-Loft, ja bitte, aber der Boden darf gerne aus dunklem Holz bestehen. Und natürlich sollte jeder Raum mit einer schmeichelhaften, Falten wegzaubernden Beleuchtung ausgestattet sein.

Doch auch, was meinen Geschmack betrifft, beobachte ich eine altersgerechte Wandlung: Neuerdings haben wir Schwierigkeiten, auf unseren schicken, aber niedrigen Designermöbeln bequem zu sitzen. Und jetzt finden Sie mal ein rückengerechtes Sitzmöbel, was nicht rückengerecht aussieht! Eine echte Herausforderung und eine nicht gerade günstige Anschaffung, wenn Sie es schließlich gefunden haben! Wir haben uns deshalb entschlossen, unser vorhandenes Sofa mit einem farblich passenden ergonomischen Fernsehsessel zu ergänzen. Nun suchen wir nur noch passende Nackenstützen, um auch das Sofa bequemer und somit rückentauglich zu machen. Denn im Moment entbrennt jeden Abend der Kampf um den Sessel.

Ähnlich verhält es sich mit dem Bett. Wir haben eines, das schön anzuschauen ist. Und ungefähr 25 Zentimeter hoch. Sie verstehen? Das Bett macht das morgendliche Aufstehen zur Bauchmuskelübung. Nee, im Ernst: Ich muss mir gut überlegen, wie ich morgens am besten unfallfrei und ohne Zerrungen herauskomme! Mit »Rücken« braucht man einen Kran, um es überhaupt zu schaffen. Wir überlegen momentan, ob wir uns gleich ein Rentnerbett anschaffen sollen oder es erst mal mit einer Zwischenhöhe versuchen.

Aber nicht genug damit: Früher konnte mir die Einrichtung und vor allem die Dekoration nicht zurückhaltend genug sein. Einige wenige schöne Stücke – fertig. Um Himmels willen keinen Stoff – Teppiche, Tischdecken oder gar Vorhänge! Wie spießig ist das denn, bitte! Nun ja. Was geht mich mein saudummes Geschwätz von gestern an.

Mein Feind, der Staubsauger

Der Göttergatte hat eine Menge guter Eigenschaften. Und auch einige nervige. Schließlich ist er ein Mann. Diese Tatsache allein zwingt zu Kompromissen. Und nicht nur das, er ist auch noch Heimwerker. Als solcher bringt er mich regelmäßig zur Weißglut. Seine Schandtaten, die mit diesem Hobby einhergehen, würden den Rahmen dieses Buches sprengen. Vielleicht müssen sie in einem separaten Werk aufgearbeitet werden.

Auf jeden Fall ist der Göttergatte immer im Stress, seit er vor mittlerweile zehn Jahren ein Haus gebaut hat. Und ein Ende ist nicht abzusehen, da er bereits Vollbrachtes gern wieder ändert und verschlimmbessert, bevor Unvollendetes jemals fertiggestellt wird. Bei einem solchen Arbeitspensum ist es verständlich, dass Frau – also ich – immer eine Weile betteln muss, um Dinge erledigt zu bekommen, die in den Augen des Mannes – also des Göttergatten – völlig unnötig sind. Ich spreche über so etwas Banales wie Vorhänge. Mann braucht so was ja nicht. Frau inzwischen schon. Deshalb hat Frau sündhaft teure Seilzugsysteme gekauft und schicke Gardinen, um die Blicke neugieriger Nachbarn abzuwehren. Endlich, nach Monaten der Geduld, hat Frau Mann so weit, dass die Vorhänge aufgehängt werden dürfen. Als Gegenleistung muss Frau aber mithelfen.

Was ich bisher zu erwähnen vergaß: Der Göttergatte gehört zur aussterbenden Gattung der pingeligen Heimwerker. Ein Heimwerker, der nicht schmutzt, sozusagen. Und wenn doch, dann putzt er den Dreck akribisch wieder weg oder er zwingt Frau zu dieser niederen Arbeit. Ich liebe ihn trotzdem.

Beim Montieren des Vorhang-Seilzugsystems jedenfalls wurde ich angewiesen, den entstehenden Bohrstaub SOFORT und direkt unter der Bohrmaschine abzusaugen, um weiteres Ungemach zu vermeiden. Willig stellte ich mich mit gezücktem Staubsauger direkt unter der Bohrmaschine in Position. Unter lautem Geräusch entstand das erste Loch für mein geliebtes Seilzugsystem. Ich hustete und spürte ein Rieseln auf meiner Kopfhaut. Aggressiv schrie der Göttergatte, um das Bohrmaschinengebrüll zu übertönen: »Ich tät den Staubsauger auch anmachen, Blondie!« Ich schrie selbstsicher zurück: »Hab ich doch, du Besserwisser!« Schallendes Gelächter von der Leiter herab. Unauffällig blickte ich hinunter zum Staubsauger. Natürlich. Er war an. Sag ich doch. Schade nur, dass das Kabel nicht eingesteckt war …

Nachtrag: Das Seilzugsystem wurde nach einer groß angelegten Säuberung des Zimmers und einer Dusche meiner Person doch noch montiert. Die Vorhänge hängen. Und der Göttergatte hat sich sogar mittlerweile an deren Anblick gewöhnt. Er fürchtet jetzt nur den Tag, an dem seine Gattin ihre Vorliebe für Spitzendeckchen und Nippes entdeckt.

Streit im Treppenhaus

Heute muss ich mich also anschaffungs- und einrichtungstechnisch nur noch mit dem Göttergatten abstimmen – und der hat gefälligst meiner Meinung zu sein.

In unserer früheren Drei-Zimmer-Dachgeschosswohnung war das anders. Wir hatten nämlich erstaunlicherweise Mitbewohner im Haus. Mitbewohner, die nach dem Rechten schauten. Die sich »kümmerten«, damit alles seine Richtigkeit hatte. Das bekam ich unter anderem zu spüren, als ich vor unserem Wohnungseingang im Treppenhaus einen riesigen Schuhschrank aufstellte. Mit Hingabe räumte ich meine Schätze ein, als unter mir eine Wohnungstür aufging.

Meine Nachbarin, Frau Schärle, seit Jahren mit dem ganzen Haus auf Kriegsfuß, schaute verbissen lauernd zu mir hoch. »Was machet Sie doo?«

»Ich räume meinen Schuhschrank ein!«

»Im Treppahaus? Des goht net!«

»Warum?«

»Weil des verbota isch.«

»Ach? Wo steht denn das? Außerdem: Stört doch hier keinen, es wohnt doch sonst niemand auf der Etage!«

Frau Schärle ließ sich nicht unterkriegen, selbst wenn ihr die Argumente fehlten. Ich war aber auch nicht bereit, klein beizugeben. Schließlich ging es um meine Schuhe! Da muss man auch mal kämpfen! Ein Wort gab das andere, es wurde lauter im Treppenhaus.

Bis eine Gestalt die Szene betrat: 1,92 Meter hoch, im Micky-Maus-Bademantel, mit einer Algenmaske und Gurkenscheiben im Gesicht. Der Göttergatte war erschienen, mir beizustehen. Bei seinem unwiderstehlichen Anblick verschlug es sowohl mir als auch Frau Schärle die Sprache. Wir tauschten einen Blick – und sahen beide, dass es im Gesicht der anderen zuckte. Gemeinsam brachen wir in lautes Gelächter aus. Der Streit war begraben: »Ha no, dann lasset Se den Schrank halt standa!«

Bis zu unserem Auszug hat sich Frau Schärle nie wieder in unsere Angelegenheiten eingemischt. Zu groß war offenbar der Respekt vor dem Göttergatten als Autoritätsperson!

Kehrwoche – eine schwäbische Krankheit

Sodele. Spätestens jetzt haben Sie es gemerkt: Wir wohnen im Schwabenland. Und wofür sind die Schwaben bekannt, außer für Nobelautos, Spätzle und ihren legendären Fleiß? Richtig: die Kehrwoche! Ich hasse das. Und zwar schon immer. Und ich verrate Ihnen jetzt ein Bundeslandgeheimnis: Die meisten Schwaben hassen die Kehrwoche. Die Jungen, weil sie diese urschwäbische Sitte als unnötig betrachten, und die Älteren, weil sie »saumäßig oostrengend« ist. Und sie ist umso anstrengender, je größer Haus und Grundstück sind – denn umso länger sind meist Gehweg und Straße, die es zu fegen (und im Winter freizuschippen und zu streuen) gilt. Als ob man mit einem großen Haus und Grundstück nicht schon genug zu tun hätte!

Fragen Sie mich jetzt bitte nicht, warum das Schwabenland an der Kehrwoche festhält, wenn sie doch fast keiner leiden kann. Sie »muss halt sei«. Sie hat eben eine jahrhundertelange Tradition und wahrscheinlich können wir insgeheim nicht mehr anders. Ich persönlich jedenfalls hasse diese schwäbische Unsitte ganz besonders, seit ich vor circa 25 Jahren, bei circa 45 Grad, mal wieder dran war. Wegen der Hitze hatte ich nur ein Top und uralte, knappe Shorts an und war gänzlich ungeschminkt. Jegliche Wimperntusche hätte sowieso sofort in schwarzen Schlieren das Weite gesucht. Unter gewaltigem Getöse – die Nachbarn sollten ruhig hören, dass ich meiner Kehrwochenpflicht nachkam! – hantierte ich mit Besen, Kehrwisch und Putzeimer. Ein lauter Knall unterbrach mich jäh in meiner Arbeitswut. Die Haustür! Ganz toll! Mein Schlüssel steckte im Dachgeschoss in der Wohnungstür! Der Göttergatte war nicht zugegen, also klingelte ich bei sämtlichen Partien im Haus. Keine Antwort – offenbar war bei der Hitze alles ausgeflogen.

Nun ist das ja schon ein halbes Jahrhundert her. Auch wenn es schwer vorstellbar ist: Es gab damals noch keine Handys, um einen Schlüsseldienst anzurufen, und in meinem nicht gerade vorzeigbaren Aufzug wollte ich auch nicht überall in der Nachbarschaft klingeln, um vielleicht jemanden anzutreffen, mit dessen Telefon ich hätte anrufen können. Eine Telefonzelle gab es auch nicht in der Nähe und Geld hätte ich sowieso keines dabeigehabt.

Die Lösung lag ein Stockwerk weiter oben: Über der Eingangstür befand sich ein Treppenhausfenster, das angekippt war.

Nun bekenne ich mich ja dazu, unsportlich zu sein. Dennoch kraxelte ich im Schweiße meines Angesichts an der Regenrinne hoch, um aufs Vordach über der Eingangstür zu kommen – inklusive Besenstiel, mit dessen Hilfe ich das gekippte Fenster aufzubrechen gedachte. Ich schaffte es nach circa einer Stunde, während die Brühe in Bächen an mir herunterlief. Aufatmend landete ich im Treppenhaus, als unten die Haustür geöffnet wurde. Es war Frau Schärle – mit ihrem Schlüssel betrat sie ganz legal das Haus …

Um Missverständnissen vorzubeugen: Solche Aktionen mache ich heute natürlich nicht mehr. Erstens gehe ich seit Jahren unter keinen Umständen mehr ungeschminkt auf die Straße. Und zweitens käme ich sowieso nicht mehr an der Regenrinne hoch. Nein, heute würde ich weinend warten, bis der Göttergatte nach Hause kommt und mich erlöst.

Hilfe, Sommerzeit! Oder auch: Juhu, Weihnachten!

Nun wissen Sie also, dass ich gerne zu Hause bin. DRINNEN. Aber ich fürchte ernsthaft, dass meine Liebe zu geschlossenen Räumen und zur Gemütlichkeit bei mir über die normale Häuslichkeit hinausgeht. Genauer gesagt: Ich bin ein Psycho. Und zwar ein Sommer-Psycho.

Im Winter bin ich nämlich völlig normal, wenn man mal von meiner Liebe zu Weihnachtsmärkten, Mützen, Schals und von der Dekorationswut vor dem schönsten Fest des Jahres absieht. Die Vorweihnachtszeit ist meine liebste Jahreszeit, im Gegensatz zu allen anderen freue ich mich tierisch, wenn ich bereits Ende August die ersten Schokoladenweihnachtsmänner im Laden entdecke. Natürlich esse ich Süßes nur in homöopathischen

Dosen, aber die kleinen Figuren versetzen mich in aufgeregte Vorfreude auf meine Lieblingszeit. Es ist mir unbegreiflich, dass es Leute gibt, die Weihnachten nicht mögen – die sich selbst als Weihnachtsmuffel bezeichnen. Wie unsympathisch! Ich jedenfalls kann es kaum erwarten. Geschenke habe ich meistens bereits Ende November komplett besorgt und schon eine Woche vor dem ersten Advent sind das ganze Haus und der Garten weihnachtlich dekoriert. Aufmüpfige Nachbarn, die sich weigern, ebenfalls Lichterketten, Kerzen und leuchtende Elche an ihren Häusern anzubringen, werden gnadenlos gemobbt und zur Strafe vom Baumloben ausgeschlossen. Apropos Dekoration: Die wird jedes Jahr mehr. Und alle Jahre wieder weine ich bittere Tränen, wenn Mitte Januar eine höhere Gewalt beschließt, dass Weihnachten jetzt aber endlich vorbei ist. (Die höhere Gewalt erscheint in Gestalt des Göttergatten und der städtischen Christbaumabholung.)

Ich mag auch Schnee, Kälte und alles, was der Rest der Welt als die ungemütliche Jahreszeit bezeichnet. Ich sehe es genau andersrum: Nichts ist gemütlicher, als es sich mit der Wolldecke vor dem Kaminfeuer auf dem neuen ergonomischen Sessel bequem zu machen, wenn es draußen grau und trübe ist. Kerzenschein, ein spannender Krimi, ein heißer Tee ... und das Leben ist perfekt. Schon allein deshalb, weil NIEMAND, wirklich NIEMAND von einem erwartet, dass man in blinden Aktionismus ausbricht, weil das Wetter so schön ist. Man MUSS nicht im Garten so tun, als ob man arbeitet, man MUSS nicht durch den Wald rennen, und man MUSS sich nicht zwangsläufig mit Nachbarn unterhalten, die ebenfalls das schöne Wetter ausnutzen. Man kann einfach das Leben genießen, so, wie man es selbst möchte. Diese entspannte Zeit endet schlagartig irgendwann im Frühjahr, wenn ein Anruf dieser Art kommt: »Wir sitzen im Ristorante Felipe auf der Terrasse, es ist schon herrlich warm, komm doch auch!« Oder: »Wir wollen morgen grillen, bringst du einen Nudelsalat mit?«

Das soll nicht heißen, dass ich mich im Winter einigele und keinerlei soziale Kontakte pflege. Man denke nur an das Baumloben. Aber diese Kontakte finden DRINNEN statt. Und auch das Essen findet DRINNEN statt. Das kommt mir sehr entgegen. Denn damit sind wir bei meiner größten Psychose angelangt: Ich fürchte mich. Ganz tierisch. Ich fürchte mich vor allem, was gelb-schwarz gefärbt ist, brummt, fliegt und sticht. Bei Bienen und Hummeln ergreife ich nur stumm die Flucht. Bei Wespen wird diese auch noch von einem wilden Ummichschlagen begleitet. Ja. Jaaaa, ich weiß. Man soll nicht schlagen, dann sticht sie auch nicht … Diese Weisheit in allen Ehren, aber weiß die Wespe das auch??? Ich habe meine Zweifel! Lieber gehe ich auf Nummer sicher! Noch schlimmer als bei einer Wespenbegegnung wird es, wenn sich eine Hornisse nähert. Selbst wenn ich so ein Riesenvieh nur unbeteiligt im Garten herumfliegen sehe, erlischt mein Kampfgeist und ich räume augenblicklich das Feld. Ihr Gebrumme jagt mir die Nackenhaare hoch, und wenn ich nur daran denke, dass sie mich eventuell stechen könnte, falle ich schlagartig in Ohnmacht. Im Grunde meines Herzens bin ich überzeugt davon, dass ein Hornissenstich mich auf der Stelle töten würde, und ich habe keineswegs vor, das Tier das Gegenteil beweisen zu lassen.

Sie können sich vorstellen, dass Grillfeste und Gartenwirtschaften deshalb für mich ein eher zweifelhaftes Vergnügen sind. Vor allem, weil die Viecher IMMER zu mir kommen. Sie scheinen meinen Angstschweiß förmlich zu riechen …

Denken Sie nun, dass ich im Sommer faste oder gar vom Fleisch falle? Vergessen Sie's! Aber an dieser Stelle eine kleine Warnung an alle großen Insekten: Ich bin bewaffnet! Mit einer Riesenfliegenklatsche, dem Göttergatten und dem Mut der Verzweiflung.

13. Kapitel

SCHISSER

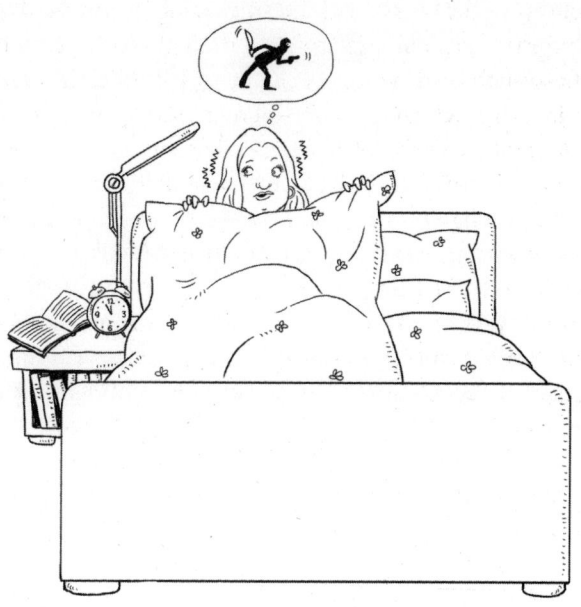

>>Wenn einer keine Angst hat,
hat er keine Phantasie.<<
ERICH KÄSTNER

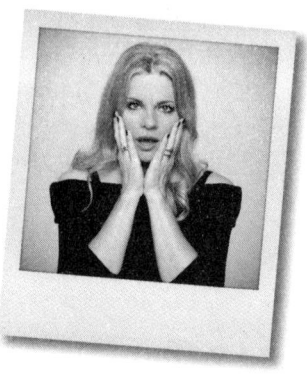

A propos Mut. Der wird irgendwie auch nicht größer im Alter. Ich erinnere mich zum Beispiel, dass ich als Kind auf Rollschuhen die steilsten Fußwege meines Heimatdorfs hinabgebraust bin. Heute würde ich diese Wege nicht mal auf hohen Absätzen bewältigen. Auch vor großen Tieren hatte ich keine Angst – außer vor den bereits erwähnten gelb-schwarzen Brumm-Stech-Nerv-Viechern! Ich ging auf Tuchfühlung mit Pferden, Kühen und großen Hunden und ich kletterte sogar auf Bäume.

Tiere mag ich heute noch. Bäume auch, allerdings von unten. Aber davon abgesehen: Die Kindheit prägt den Menschen bekanntlich ungemein. Auch mich. Ich merke das besonders daran, dass ich in allen möglichen Situationen die mahnende Stimme meiner Mutter im Kopf habe: »Immer abschminken und Zähne putzen, bevor du ins Bett gehst, egal, um welche Uhrzeit!« Oder: »Pass auf, dass du immer eine anständige Unterhose trägst, die auch zum BH passt! Denk nur, du hast einen Unfall und kommst ins Krankenhaus. Was sollen die Ärzte von dir denken?« Oder auch: »Wenn es dunkel wird, gehört ein Mädchen nach Hause, draußen ist es viel zu gefährlich!«

Womit wir wieder beim Mut wären. Mit diesen Angst einflößenden Mahnungen im Hinterkopf gehöre ich bis heute zu der Sorte Frau, die nachts nie alleine durch einen Park gehen würde. Lieber nehme ich einen weiten Umweg in Kauf und begegne finsteren Gestalten, die betrunken an Straßenlaternen lehnen. Hauptsache, die Straßenlaternen sind hell und ich kann der Gefahr ins böse Auge blicken.

Erzählen Sie es nicht meiner Mutter! Vor Kurzem wagte ich das Verbotene und machte in Begleitung meiner Kollegin Christel eine Ausnahme. Um Mitternacht spazierten wir Arm in Arm durch einen Stuttgarter Park zurück zum Auto. Zu zweit sind wir ja stark und haben die große Klappe. Außerdem war Christel mit einem Regenschirm bewaffnet und ich hielt die Handtasche kampfbereit.

Prompt trafen wir auf eine Horde alkoholisierter Jugendlicher. »M-m-m-m-meinst du, wir sollten umkehren?«, stotterte ich. »Ach was, in unserem Alter lebt man doch in der Hoffnung!«, kicherte Christel. Na ja. Ein bisschen Spaß muss sein. Todesmutig durchquerten wir die Gruppe. »Guten Abend!«, grüßten die Jungs höflich und beachteten uns nicht weiter.

Die Zornesröte stieg mir ins Gesicht. Also echt. Kein Verlass mehr auf die Jugend! Da wagt man sein Leben! Und dann fällt einen nicht mal einer an! Ist doch schon fast beleidigend, finden Sie nicht?

Gehöre ich denn etwa schon zur Handtaschen-Fraktion? Soll heißen: Sind potenzielle Verbrecher nicht mehr scharf auf mich, sondern nur noch auf den Inhalt meiner Tasche? Und da auch diese das nächtliche Park-Abenteuer unbehelligt überstand: Sah auch sie womöglich nicht vielversprechend genug aus? Trauen mir die jungen Bengel am Ende nicht einmal Geld zu? Ich war ernsthaft enttäuscht und fest entschlossen, an meiner Ausstrahlung zu arbeiten.

Doch trotz dieses Wagnisses und meiner markigen Worte – es beißt die Maus keinen Faden ab: Ich bin ein Schisser. Neulich erst wurde das wieder überdeutlich. Und zwar war der Göttergatte zur Kur. Musste sich dringend von mir erholen. Und ich? Rein äußerlich gab ich mich beim Abschied selbstverständlich gekonnt zerknirscht, wie es sich für eine liebende Ehefrau gehört. Insgeheim aber? I wo! Im Gegenteil, ich freute mich diebisch auf drei Wochen »Schöner Wohnen«. Endlich mal wieder Zeit für mich! Endlich mal wieder lesen, ohne dass jemand dazwischenlabert! Endlich mal die alleinige Macht über das Fernsehprogramm ausüben! Voller Vorfreude hatte ich mich auf mein Strohwitwendasein vorbereitet und bei Amazon unter anderem eine Reihe Krimis bestellt. Bereits am ersten »sturmfreien« Abend machte ich es mir mit dem ersten dieser Thriller im Bett bequem …

»… *Sie erwachte. Dunkelheit umgab sie. Es war gespenstisch still. Kein Laut drang zu ihr durch. Irgendwie roch es nach Erde …*« Eine erste leichte Gänsehaut bildete sich auf meinen Armen. »… *Sie begriff: Sie lag in einem Sarg! Jemand hatte sie begraben – lebendig begraben …*« Meine Nackenhärchen stellten sich auf. »… *Sie nahm ihre ganze Kraft zusammen und schlug gegen das Holz. Sie wusste: Schreien würde ihr nicht helfen. Keiner würde sie hören können. Und es war nur eine Frage der Zeit, bis der Sauerstoff zur Neige ging …*« Angstschlotternd legte ich das Buch zur Seite. In unserem Haus knackte es verdächtig. Kamen da nicht Schritte die Treppe hoch zu meinem Schlafzimmer? POLIZEI! HILFE! POLIZEI! Dummerweise hatte ich kein Telefon mit ans Bett genommen. Obwohl: Neulich im *Tatort* hatte der Mörder schließlich auch das Telefonkabel durchgeschnitten, bevor er sein Opfer heimsuchte … Der Schweiß lief mir in Strömen den Rücken hinunter. Ich war mir sicher, einen Schatten an meinem Schlafzimmerfenster zu sehen. Einen menschlichen, riesengroßen, furchterregenden Schatten!

Mein Herz schlug bis zum Hals. Aber rausgehen, Licht anmachen, »Hallo« rufen und sich vergewissern, dass man sich alles nur einbildet? Nicht mit mir! Lieber blieb ich wie ein hypnotisiertes Karnickel im Bett liegen und zog mir die Decke übers Gesicht, um nicht gefunden zu werden. Kindisch klammerte ich mich an Nili, mein grünes Stoff-Nilpferd mit kuscheligem Wärmflaschen-Inhalt, das mir seit über 20 Jahren treue Dienste leistet, und an Schlappohr, meinen Stoffhund, der mich seit meiner Geburt beschützt.

Stunden später traute ich mich dann endlich, in panikartigem Sprint und unter Illuminierung des ganzen Hauses, die Treppe runterzurasen und alle verfügbaren Telefone an mich zu raffen. Ich hatte mir in der Zwischenzeit mit kriminalistischem Spürsinn überlegt, dass mein Mörder, der sich mir zweifellos näherte, zwar das Telefonkabel zum Festanschluss durchschneiden konnte, aber nicht den Empfang zum Handy …

Also, liebe Polizei, sollte ich irgendwann anrufen, dann bitte sofort ein Großaufgebot inklusive Personenschutz!

Verkehrsrowdy

Ganz mutig bin ich dagegen, wenn ich im Auto sitze. Da brauche ich keine Polizei, im Gegenteil, ich finde sie sogar hinderlich. In meinem 14 Jahre alten, sportlichen SLK namens Hugo kann ich mich auf der Straße genauso schlecht benehmen wie ein Mann. Da hab ich Testosteron!

Hugo und ich sind ein Super-Team, müssen Sie wissen. Ich liebe ihn heiß und innig. Er hat mich bei weit über 220.000 Kilometern noch nie im Stich gelassen. Sein einziges Manko ist, dass seine Sitze ziemlich knapp über dem Asphalt angesiedelt sind. Ich gestehe, dass es mir an manchen Tagen schwerfällt, graziös ein- und auszusteigen … und schade auch, dass Hugos Dach wegen der Zugluft in den letzten Jahren meist geschlossen bleiben muss. Dennoch bin ich weit davon entfernt, ein höheres, größeres, altersgerechteres Auto zu kaufen. Bis dass der TÜV uns scheidet!

Der Hugo ist ein echt schnittiges Gefährt. Das kommt mir sehr entgegen, denn ich bin ja immer in Eile. Und ich habe nicht nur schwere Knochen (kicher), sondern auch einen Bleifuß. Da ich viel unterwegs bin, werde ich auch oft geblitzt. Gern auch mehrmals im Monat an der gleichen Stelle. Irgendwie bin ich da nicht lernfähig. Halte ich mich an die Geschwindigkeitsbegrenzung, gefällt das erstens Hugo nicht und zweitens komme ich mir alt, spießig und tüddelig vor. So weit will ich es nicht kommen lassen, ich bin meinem Ego schließlich ein anderes Selbstbild schuldig. Deshalb wird munter weiter gerast. Und alle paar Jahre zum Ausgleich auch mal ein Monat gelaufen.

Blitzer sind also meine persönlichen Feinde. Und seit Neuestem zählen auch Blitzampeln dazu. Sie müssen wissen: Ich bin aus gutem Grund immer in Eile, denn ich bin grundsätzlich zu spät dran. Da lasse ich mich ungern von Ampeln aufhalten, vor allem, wenn die noch gar nicht richtig rot sind. Da wird doch gern noch mal aufs Gaspedal gedrückt, drübergehuscht und wertvolle Zeit rausgeschunden. Dummerweise sind mir die Stadtväter auf die Schliche gekommen. Haben sie doch an meiner Lieblingsampel, die immer rot wird, wenn sie mich sieht, und die ich seit Jahren erfolgreich ignoriere, heimlich über Nacht einen Blitzer montiert.

Okay, bringen wir es hinter uns: Manchmal bin ich so doof, dass ich einfach eine gerechte Strafe verdiene. Ich konnte es nämlich gar nicht glauben, als mich das grelle Licht traf. Vor Schreck hielt ich nach der Ampel an und fuhr ein Stück zurück, um mich zu vergewissern, dass es tatsächlich ein Blitzer war und nicht etwa eine optische Täuschung infolge des Sonnenlichts.

Nun denn. Jetzt können Sie was fürs Leben lernen: Man sollte niemals über eine rote oder auch dunkelgelbe Ampel fahren, die mit einem Blitzer bewaffnet ist. Und man sollte auch niemals anhalten und über eine rote Ampel zurückfahren, die mit einem Blitzer bewaffnet ist. Das Ding kann nämlich zweimal.

Nun lege ich mich aber im Straßenverkehr nicht nur mit allem an, was blitzt. Auch die anderen Verkehrsteilnehmer finde ich zum Großteil völlig überflüssig. Und unfähig obendrein. Denn es kann ja sowieso keiner Auto fahren. Außer mir natürlich! Aber hallo! Als eine der wenigen Blondinen auf der Welt habe ich nicht einmal eine Rechts-Links-Schwäche. Wenn ich also links blinke, dann biege ich auch tatsächlich links ab. Das zeugt doch mal wirklich von fahrerischer Genialität.

Meine Karriere als Verkehrsrowdy begann gleich nach Erhalt des Führerscheins. Es gab damals noch keinen Hugo, stattdessen fuhr ich einen alten VW Scirocco. Und ich erzähle Ihnen jetzt was im Vertrauen mit der Bitte, mich nicht an die Polizei zu verpetzen: Der Rückwärtsgang ging nicht. Monatelang. Ich fuhr mit allen Tricks und parkte nur mit viel Luft nach vorne, um problemlos wieder wegzukommen. Aber natürlich gab es dennoch knifflige Situationen. Zum Beispiel Straßenengpässe, bei denen mir ein anderes Auto entgegenkam. Und ich bestehe heute noch darauf: ER hätte anhalten müssen, denn das Hindernis war auf seiner Seite! Hat er auch getan, aber zu spät – neben dem Hindernis. So was Dämliches! Da kommt man doch nicht vorbei! Aber klein beigeben und zurückfahren? Wäre ja selbst bei gutem Willen nicht möglich gewesen – und der hat mir auch noch gefehlt! Lässig wedelte ich den Gegner zurück. Lässig stellte dieser sich blind. Ich machte die Musik lauter. Er ebenfalls. Hinter uns bildete sich jeweils ein Stau. Mit Hupkonzert.

Endlich, endlich hatte er ein Einsehen und fuhr zurück. Artig bedankte ich mich, als ich mit erhobenem Haupt an ihm vorbeifuhr. SIEG! UFF!

Als ich dann vor 14 Jahren mit stolzgeschwellter Brust im funkelnagelneuen Hugo spazieren fuhr, hatte ich natürlich keine Probleme mehr mit fehlenden Rückwärtsgängen. Probleme gab es nur, als ich ausnahmsweise einmal einen Vordermann durch dichtes Auffahren zum Gasgeben animieren wollte. Plötzlich machte dieser einen unerwarteten Schlenker nach links, der mich zu unflätigem Fluchen hinriss – bis … ja, bis ich den Grund seines Schlenkers, einen Baustellenzaun, umgefahren hatte. Dummerweise warteten keine fünf Meter entfernt ungefähr 100 Menschen auf den Bus, sodass ich klein beigeben und aussteigen musste. Zum Glück war ich damals noch jünger und trug einen Minirock. Ein Bauarbeiter grinste mich anerkennend an und meinte: »Nix passiera, zahla alles Chef!« Puuuh! Heute wär's mit Sicherheit teurer!

Gelernt habe ich daraus offenbar nicht viel: Kurz darauf hielt ein Mann für meinen Geschmack viel zu weit entfernt von der roten Ampel. Nach sekundenlangem Gestikulieren überholte ich ihn links, um mich vor ihm reinzudrücken und zu beweisen, dass da locker noch ein Auto reinpasste. Dabei proletete ich damenhaft: »Noch nie was von Kontaktschleife gehört?«» Uuups – Vollbremsung! Eine Absperrung vor der Ampel verengte unfairerweise die Straße. Immerhin hatte es dieses Mal gereicht, noch anzuhalten und freundlich winkend zurückzufahren, um mich ganz weit hinten wieder einzuordnen …

Überhaupt sind Änderungen der Verkehrsführung eine echte Herausforderung für eine rasende Blondine, die im Sternzeichen Stier geboren ist und deshalb gewohnte Abläufe schätzt. Auf dem Weg zur Arbeit haben wir seit zwei Jahren eine Dauerbaustelle. Nicht nur, dass es dadurch oft Stau gibt, diese

Baustelle ärgert mich auch noch durch täglich neue Verkehrsführungen. Da ich mich am Tag zuvor rechts einordnen musste, drückte ich also auch am nächsten Tag nach rechts. Ein BMW wagte es doch tatsächlich, mich nicht reinzulassen! Augenblicklich flammte die alte Rivalität zwischen Mercedes und BMW wieder auf. »Hey, gilt das Reißverschlussverfahren für BMW-Fahrer nicht?«, schrie ich aus meinem geöffneten Dach hinüber. Grinsend zeigte der BMW-Fahrer nach vorne – ER musste sich einfädeln, nicht ich … zumindest an diesem Tag!

Sind Sie jetzt geschockt? Ich möchte Sie dennoch bitten, in Zukunft nicht jede Blondine in einem SLK pauschal anzuzeigen. Hiermit gelobe ich Besserung. Zumindest ein bisschen! Vor allem, weil mir das zu teuer wird. Man kann ja mit 48 nicht mehr durch einen sexy Auftritt von den Vergehen ablenken …

Und überhaupt: Spätestens dann, wenn ich aufgrund meiner Figur nicht mehr hinter das Steuer passe, wird es ruhiger werden auf Deutschlands Straßen. Versprochen! Denn nicht alles verändert sich im besten Alter. Manche Dinge scheinen auch gleich zu bleiben.

14. Kapitel

DER KAMPF MIT DEN PFUNDEN

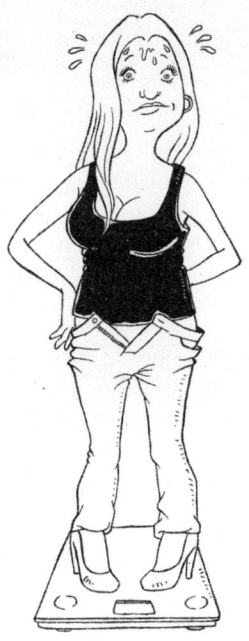

>»Nichts schmeckt so gut,
>wie es sich anfühlt, dünn zu sein.«
>KATE MOSS

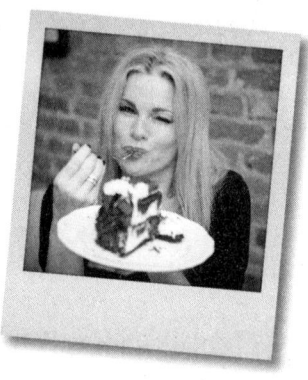

Völlig unverändert ist zum Beispiel mein Appetit. Es gibt über denselben ja zwei alte Weisheiten, die einem von noch älteren Menschen vermittelt werden: Die eine Fraktion behauptet, er würde im Alter nachlassen. Die anderen sagen, Essen sei der Sex des Alters. Ich fürchte, ich halte es mit den Letzteren. Auf jeden Fall ist mein Appetit bis jetzt ungebrochen und ich bin das, was man einen Genussmenschen nennt. Das war ich allerdings schon immer. Ich esse gern, oft und üppig. Eine ausgewogene Ernährung bedeutet für mich nicht, einen Apfel in jeder Hand zu halten. Ich liebe Spaghetti und Sahnesoßen, Rotwein, Käse, Brot und noch mehr Käse, in der Not auch ohne Brot. Und das schon, seit ich denken kann. Unverständlich deshalb, dass ich bei diesen lebenslangen Vorlieben speziell in den letzten Jahren verstärkt aus der Form gegangen bin. Nun ist ja rund auch eine Form … aber trotzdem: Ich bin echt angefressen. Ist etwa die oben genannte Nahrung in letzter Zeit kalorienreicher geworden?

Butter bei die Fische: Von nix kommt nix. In Gegenwart von schlanken, beherrschten Menschen wie meiner Circa-53-Kilo-auf-eine-Größe-von-1,73-Meter-Freundin Jeanette komme ich mir mit Recht vor wie ein Vielfraß. Während ich zwei Gänge vertilge, die ich mit zwei Gläsern Rotwein runterspüle, schiebt sie ein Salatblatt auf ihrem Teller von rechts nach links und nippt an ihrem Prosecco. Schuldbewusst lasse ich den Blick von meinem leeren Teller an mir hinunterschweifen und fühle mich wie ein Dreitonner.

Nun kann ich mir ja einreden: Pah! Jeanette ist halt einfach kein Genussmensch! Wenn einem das Essen nicht wichtig ist, kann man ja leicht schlank bleiben. Stimmt sogar. Aber es gibt noch ungerechtere Beispiele! Neiderfüllt blicke ich bei diesem Thema auf meine Freundin Andrea aus Dresden, deren Frau Mama so begnadet kocht, dass sich jeder Sternekoch dahinter verstecken könnte. Ein Besuch im schönen Elbflorenz ist die höchste kulinarische Versuchung seit dem Apfel im Paradies. Dolce vita den ganzen Tag lang. Fies, fies: Andrea ist sehr wohl ein Genussmensch und als solcher konsumiert sie dieses kalorienreiche Verwöhnprogramm in vollen Zügen. Erschwerend kommt hinzu: Andrea hasst Sport. So sehr, dass ich nicht glaube, dass sie in ihrem Leben jemals eine einzige Kniebeuge gemacht hat. Und ob Sie es glauben oder nicht: Andrea ist – völlig ungerechterweise und mühelos – so wohlproportioniert wie kaum eine andere Frau Mitte 40. Ihre Mutter, Mitte 60, übrigens auch. Tja. Da kommen offenbar die berühmten guten Gene ins Spiel …

Doch es gibt auch Leute in meinem Leben, die nicht nur genauso gern essen wie ich, sondern davon tatsächlich auch zunehmen. Zum Beispiel der Göttergatte. Er wird in diesem Kapitel nur deshalb nicht weiter erwähnt, weil er ein Mann ist. Soll heißen, er ist der Meinung, dass sein Sixpack sich lediglich im Speckmantel versteckt, dass ein Mann ohne Bauch sowieso ein Krüppel ist und die Jeans einen unmöglichen Schnitt hat, wenn sie kneift. Keinesfalls kann das an seiner Figur liegen. Ergo hat er es auch nicht nötig, seine Pfunde so besessen, ständig und von mäßigem Erfolg gekrönt zu bekämpfen wie meine folgenden fünf Leidensgenossinnen:

Da wären einmal meine beiden Schwestern Petra und Cathrin. Aus genetischen Gründen sind sie genau wie ich keine Striche in der Landschaft. Wobei der Speck zwar bei uns allen vorhanden, dessen Verteilung aber recht unterschiedlich ist. Dann ist da meine Freundin Dagmar – eine Stier-Frau wie ich. Jedes Wochenende beschließen wir: Diät ist morgen. Und bekochen einander mit Hingabe, in dem sicheren Bewusstsein, dass es der anderen sogar dann schmeckt, wenn die Nudeln verkocht, die Salatsoße zu sauer und das Gemüse angebrannt ist. Das passiert meiner Freundin Sandra nicht, die genauso gut kocht, wie sie isst. Und auch mit meiner Kollegin Carolin ist das gemeinsame Speisen frei von Schuldgefühlen, da man das Gefühl hat, seinem Spiegelbild gegenüberzusitzen.

Disziplinierte Menschen werden jetzt die Augen verdrehen und sagen: »Ist doch klar, dass diese gemeinsame Völlerei Folgen hat!« Leider haben sie recht. Zusammen könnten wir locker einen 500-seitigen Diätratgeber schreiben. Denn wir haben so ziemlich alles probiert, was die Kilos zum Schmelzen bringt. Und jede von uns ist ein unverbesserliches Opfer des Jojo-Effekts …

Beginnen wir mal mit meinen eigenen Erfahrungen.

15. Januar 2012: Schockschwerenot!

Ein Aufschrei gellte durch unser Haus und hallte von den Badezimmerfliesen wider. Unsere Wasserschildkröte, die im Kühlschrank ihre Winterruhe verbrachte, schlug garantiert erschreckt die Augen auf. Jetzt muss ich den Göttergatten mal loben: Er kam mit fliegenden Fahnen herbeigeeilt: »Was ist? Ist eine Hornisse im Badezimmer?« Das wäre zwar eine Erklärung für mein hysterisches Geschrei gewesen, aber wir hatten schließlich Mitte Januar. Da gibt es diese Viecher eher selten. Doch etwas ähnlich Schlimmes war der Grund: Die Waage zeigte 74 kg an! Erstmals! Schlachtgewicht! Und es stand nicht etwa der Göttergatte mit drauf, nein, ich war's, und zwar allein. Erneut hatte ich eine Schallgrenze überschritten, die ich seit meinem 40. Geburtstag bereits mehrfach nach oben korrigiert hatte: von 62 auf 65 kg, von 65 auf 68 kg und zuletzt hatte ich mein absolutes Limit, das im ganzen Leben NIE überschritten werden darf, auf 70 kg hochgesetzt. Na, das hat ja prima geklappt!

Mal wieder schwor ich: Höchste Zeit für eine grundlegende Veränderung meiner Ernährungsgewohnheiten. Und zwar zum hundertsten Mal. Es sind ja letztendlich immer dieselben Kilos, die abgenommen werden müssen. Aber diese sind treue Freunde und kommen immer wieder, obwohl ich ihnen den Garaus mache mit allem, was findige Diätberater propagieren. Und – gaaaanz wichtig – jedes Mal mit einer neuen Methode! Denn ich stelle bei meinen anhänglichen Pfunden den Antibiotika-Effekt fest: Wie Keime, Viren et cetera resistent gegen bekämpfende Mittel werden und irgendwann nicht mehr reagieren, haben meine Problemzonen Resistenzen gegen ihnen bereits bekannte Ernährungseinschränkungen und -umstellungen entwickelt – und sind sie auch noch so wissenschaftlich ausgeklügelt, ausgewogen, krass, reichhaltig oder kärglich.

Nun ist es ja zugegebenermaßen nicht so, dass ich erst zunehme, seit ich 40 bin. Auch früher hinterließ üppiges Essen an meinem Körper Spuren. Aber nicht so schnell, nicht so stark und vor allem nicht so hartnäckig. Kniff einmal die hautenge

Röhrenhose, so saß sie nach zwei Tagen ohne Abendessen wieder bequem. Ganz easy.

Aber dann schlug der Stoffwechsel zurück: So mit circa 42 Jahren konnte ich die altbekannten Mittel vergessen. Jetzt zeigte die Waage nämlich erstmals 65 kg an, mein damaliges »Schlachtgewicht«. Jaja. Lang, lang ist's her … und heute kommt's einem vor wie die guten alten Zeiten. Aber wie auch immer: DAMALS empfand ich das als zu viel Speck und dachte erstmals ernsthaft über das Essen beziehungsweise über den Verzicht auf dasselbe nach.

2006: FdH – mein erster Versuch

Und ich kam auf die einfachste Lösung: Weniger müsste eigentlich mehr sein. Also FdH oder auch »Friss die Hälfte«. Mannomann, was haben wir gelitten! Das »wir« ist ganz ernst gemeint, denn nicht nur ich litt, sondern auch mein Umfeld. Eine Runde Mitleid, bitte!

Nur, damit Sie das mal wissen: Normalerweise lasse ich es gar nicht erst zum Hunger kommen. Beim geringsten Anzeichen eines »Lochs im Magen« reiße ich den Kühlschrank auf und schiebe mir als Erste Hilfe mehrere Scheiben holländischen Gouda mittelalt zwischen die Kiemen. Natürlich aus reinem Selbsterhaltungstrieb, um dem drohenden Hungertod zu entkommen! Clever erkannte ich folglich den Kühlschrank als Staatsfeind Nummer eins. Zur Strafe beklebte ich ihn mit einer Bikini-Aufnahme aus dem letzten Urlaub, die ich ganz besonders schlimm fand. Zur Abschreckung!

Nun denn. Bereits morgens stand ich hungrig und schlecht gelaunt vom Tisch auf. Mein reichhaltiges Frühstück auf die

Hälfte zu reduzieren war einfach kein guter Start in den Tag. Und ein Tag, der so begann, konnte nicht besser werden: ein halbes Mittagessen, statt Gouda nur ein Äpfelchen als Zwischenmahlzeit und dann ein karges, übersichtliches Dinnerlein … Kurz: Ich war hungrig und unleidlich und das den ganzen Tag und über vier Wochen lang. 30 Tage Zickenterror für den Göttergatten und sämtliche bedauernswerten Menschen in meinem Dunstkreis.

Aber es funktionierte. Zumindest für kurze Zeit. Denn der Appetit, der unbezwingbare innere Schweinehund, lauerte erneut auf seine Chance. Unnötig zu erwähnen, dass er langsam, aber sicher wieder die Oberhand gewann. Die Pfunde sagten eines nach dem anderen »Hello again«. Und sie luden ihre Freunde zum Aufenthalt in meinem Körper ein.

2007: Das Jahr der Trennkost

Ein Jahr später und 68 Kilo schwer, zog ich erneut die Reißleine. In einem Interview hörte ich von einer bekannten, ebenfalls blonden Schauspielerin, dass sie mit der Trennkost 20 Kilo verloren habe. Das spornte mich an! Es handelte sich übrigens nicht um die Insulin-Trennkost, die inzwischen überall propagiert wird, sondern die ursprüngliche nach Dr. Hay, bei der man abends sogar Kohlenhydrate essen sollte. Mein Kühlschrank wurde mit einem Riesen-Trennkostplan im A-1-Format beklebt. Ich kombinierte und experimentierte und ich war begeistert. Ich konnte alles essen, nur nicht alles gleichzeitig. Dennoch: Ich war satt, zufrieden – und ich nahm ab. Euphorisch erkor ich diese Ernährungsform zur meinigen. Fragen Sie mich bitte nicht, wann genau der Schlendrian wieder einzog. Und mit ihm die Pfunde.

Kein Problem, dachte ich mir – dann mach ich das halt wieder. Sofort stellte ich erneut um auf Konsequenz. Ich schüttelte den Kopf über mich, dass ich überhaupt vom rechten Weg abgewichen war. Böse Falle: Mein Stoffwechsel ist offenbar nicht blond, dafür aber genauso störrisch wie ich. Um nichts in der Welt wollte er sich noch einmal auf die Trennkost einlassen. »Nö«, sprach er und schüttelte bockig den Kopf. Ich war untröstlich.

Nur am Rande: Auch die blonde Schauspielerin wurde offenbar ein prominentes Opfer des Jojo-Effekts. Im nächsten Fernsehinterview kam auch sie mir wieder deutlich fülliger vor ...

2008 bis 2009: Wasser als Schönheitselixier

Ich hatte einen Sündenbock gefunden: Der Göttergatte ist an meinen Pfunden schuld! Jawoll! Nein, ich bin nicht seit Jahren schwanger. Aber als Blitzmerker bin ich ihm nach einem Jahr schlagartig auf die Schliche gekommen: Er boykottierte arglistig mein Schlankheitsrezept, das da hieß: Man muss nur viel Wasser trinken, dann bleibt man jung, schön und schlank. So behaupten übereinstimmend alle Models, Filmstars und Moderatorinnen, wenn sie mal nach ihrem Figurgeheimnis gefragt werden. Also muss doch was dran sein!

Um auf Nummer sicher zu gehen, habe ich mir das teuerste Wasser ohne Blubb aus Frankreich gegönnt. Überall standen die Flaschen rum und auch der Kühlschrank war stets gut mit ihnen gefüllt. Der Göttergatte, der bei uns für den Getränkeeinkauf zuständig ist (wozu hält man sich einen Mann?), meinte stets kopfschüttelnd: »Schade ums Geld. Kannst du doch auch gleich Leitungswasser trinken, das schmeckt genauso!«

»Nie und nimmer!«, wehrte ich mich entrüstet. Der Mann hat doch keine Ahnung! Um mir das Gegenteil zu beweisen, zwang er mich zu einem Blondinen-Test: Ich musste ein Glas des teuren französischen Elixiers trinken und danach ein Glas Leitungswasser. Ein Unterschied wie Tag und Nacht! Schwor ich zumindest! Irgendwann während dieses Tests konnte sich der Göttergatte nicht mehr beherrschen und prustete los: Über sechs Monate lang hatte er – insgeheim feixend – die teuren Flaschen mit Leitungswasser aufgefüllt und einfach so fest zugedreht, dass ich das Gefühl hatte, eine neue Flasche mit Original-Franzosenwasser zu öffnen. Ich trank also seit über einem halben Jahr Leitungswasser. Kein Wunder, dass das die Pfunde nicht ausschwemmte ... Aber sagen Sie selbst: Welch ein schlechter Charakter, der Göttergatte!

Sein Ziel hat er dennoch erreicht: Die Argumente sind mir ausgegangen. Seither trinke ich brav Leitungswasser und spare richtig. Aber leider nehme ich damit auch nicht ab.

2010: Schrothkur mit Schuss

Und deshalb saß ich nach der Weihnachtsvöllerei mal wieder über die angefressenen Pfunde jammernd im Büro. Hilfe nahte in Person von Christel, der Person, die bei Figurproblemen eigentlich nicht mitreden kann, die es aber versteht, das Angenehme mit dem Nützlichen zu verbinden. »Was hältst du davon, mal eine Schrothkur zu machen? Hat drei Vorteile: Man nimmt in kurzer Zeit viel ab, es entschlackt, was wunderbar für die Haut ist, und man hat Urlaub.«

»Schrothkur? Ist das nicht was für kranke, alte Leute?«, fragte ich. Christel konnte mich schließlich doch überreden und die Tante einer Freundin einer Kollegin empfahl uns ein Hotel in Hessen – nettes Haus, nette Leute, nette Zimmer und die nette Wirtin sorgte dafür, dass man auch alle netten Leute kennenlernt! Gesagt, gebucht. Und das, obwohl das Menü einer Schrothkur nicht gerade appetitanregend klang: Zum Frühstück gab's Tee, dazwischen lang, lang nichts und zum Abendessen Tee mit Zwieback. Am frühen Nachmittag, man muss ja auch dem Schönheitsschlaf eine Chance geben, setzten wir uns in Bewegung.

Als wir ankamen, trafen wir die nette Wirtin an – sonst niemanden. Die netten Leute waren wohl alle unterwegs. Eine gute Gelegenheit, sich in den Ablauf der Schrothkur einweisen zu lassen. Um 18 Uhr standen wir mit 50 anderen Leuten vor dem Speisesaal und warteten hungrig darauf, dass es endlich losging. Der Sturm auf die Zwiebäcke überrollte uns Anfänger, vereinzelt sichteten wir noch Quarkschälchen mit Naturkräutern. Aber es gab Hoffnung: Man servierte uns eine Pflaumensuppe – das war doch schon mal nicht schlecht, besser als so ein oller trockener Zwieback. »Na, neu hier?«, schallte es von den Nebentischen. Und dann wurden wir von allen Seiten von meist netten, gar nicht so alten und kranken Herren umfassend in die Geheimnisse der Schrothkur eingeweiht. Besonders interessant klangen die großen und kleinen Trinktage. Ein Silberstreif am Zwiebackhorizont – es gab tatsächlich Alkohol! Für heute allerdings sollten wir lieber auf unseren Zimmern bleiben und die Pflaumensuppe wirken lassen – was sie dann auch die halbe Nacht lang tat.

Wir hatten gerade mal gefühlte fünf Minuten geschlafen, als uns mit einem lauten, fröhlichen »Guten Morgen, die Damen« die Bettdecke weggezogen wurde. »So, ich packe Sie jetzt in feuchte Tücher ein, das ist nur ganz kurz mal kalt, dann kommen die Wärmflaschen und Sie können wieder schlafen. Sie bekommen dann noch einen heißen Tee, ich packe Sie wieder aus und dann sehen wir uns morgen früh wieder.« Unsere Schrothkur hatte begonnen.

Wie alle anderen fieberten wir auf den großen Trinktag hin. Zufällig war auch noch Weiberfastnacht. Bis jetzt hatten wir vier Tage lang brav nach allen Schroth'schen Regeln gelebt, waren in keine der verlockenden Bars des Ortes gegangen und auch die Einladungen der netten Herren aus dem Hotel hatten wir immer abgelehnt. Superkeusch! Aber heute ließ man uns nicht in Ruhe. »Es ist großer Trinktag, Fasching, heute müsst ihr mit.« Und wir gingen mit.

Alle Schrothler aus Hessen schienen versammelt und waren teilweise schon außer Rand und Band. Erlaubt waren zwei Gläser Wein, die man aber auf vier Schorle strecken konnte. Der Stimmung nach zu urteilen, hielten sich die wenigsten an diese strenge Regel. Wir jedenfalls taten es, ehrlich. Aber: Vier Tage lang nur Zwieback und Quark, da wirken zwei Gläser Wein auf einmal völlig anders, als man es eigentlich gewohnt ist. Auch wir wurden immer lustiger, kicherten über jeden Quatsch und schunkelten fröhlich mit. Bevor die allgemeine alkoholisierte Verbrüderung losging, schnappten wir uns aber ein Taxi und fuhren zurück ins Hotel. Tugendhaft, wie wir nun mal waren – äääh, sind.

Der Erfolg dieser Woche waren bei mir vier Kilo weniger, die allerdings ruckzuck wieder drauf waren. So langsam gingen mir die Ideen aus!

Nachtrag: Christel war so begeistert von unserer Schrothkur, dass sie erst kürzlich wieder eine machte. Sie berichtete mir, dass sie nachts den Beistelltisch in ihrem Zimmer umgeworfen habe. Ich verdächtige sie deshalb, an den Trinktagen allzu fröhlich teilgenommen zu haben!

2011: Kohlsuppenterror

Frustriert registrierte ich die wieder aufgetauchten Kilos. Da gibt man so viel Geld aus für eine Schrothkur – und dann das! Ich brauchte ein neues Konzept, und zwar dringend! Rettung in der Not nahte dieses Mal in Gestalt der Kohlsuppe.

Ich kann Ihnen versichern: eine grauenhafte Woche für jeden Genussmenschen! Morgens durfte ich ein Öbstlein zu mir nehmen, ansonsten gab es nichts als Kohlsuppe. Am Kühlschrank klebte dieses Mal das schmucklose Rezept, das mir eine Gewichtsabnahme von sechs Kilo in einer Woche versprach. Nichts leichter als das: Das ganze Haus stank nach Kohl und beim Nachhausekommen überkam mich ein Brechreiz. Der Göttergatte erwog ernsthaft, zu seiner Mama zurückzuziehen. Nicht nur wegen des Geruchs, sondern auch wegen meiner Laune. Nach zwei Tagen aß ich lieber gar nichts als diese Suppe. Und das sollte ich eine Woche durchhalten? Womöglich verhungerte ich dann!

Aber aufgeben gilt nicht. Stark bleiben war das Ziel. Und so stimmte ich mich jeden Morgen auf Kohl ein, indem ich mit einem Kohlkopf im Schoß im Lotussitz auf meiner Yogamatte saß und OMMMMMM machte. Und ich hielt durch! Nach einer Woche war ich zwar nicht sechs, aber wenigstens fünf Kilo leichter und passte wieder in meine Hüftjeans. Der Erfolg gab dem Süppchen also recht.

Im Vertrauen: Das erste Käsebrot nach dieser Woche war das Himmlischste, was ich jemals zu mir nehmen durfte. Da kommt kein Gourmet-Dinner mit. Leider blieb es nicht bei dem einen Käsebrot. Und so kam, was kommen musste: Bald waren meine treuen Freunde, die Kilos, wieder da. Ich war frustriert. Noch mal so eine Woche? Das würde ich nicht überleben! Aber ich beschloss, tapfer zu sein und einzelne Kohlsuppentage einzulegen.

Doch erneut zeigte mir mein Stoffwechsel, was eine Harke ist: Er lachte schallend und weigerte sich, in irgendeiner Form auf den Verzicht zu reagieren.

Anfang Januar 2012: Jetzt werde ich schlank im Schlaf

Pah! Ich habe keine Lust mehr zu hungern. Und Kohlsuppe mochte ich noch nie. Und überhaupt: Man ist ja nicht auf so ein läppisches Süppchen angewiesen! Schließlich ändern sich die Ernährungsempfehlungen bald wöchentlich. Was gestern noch das Nonplusultra war, ist heute ungesund. Was gestern schlank machte, macht heute dick. Lebensmittel, die gestern einen hohen Cholesterinspiegel verursachten, gelten heute als eher senkend ...

Bei dieser schnelllebigen Ernährungswelt können natürlich auch die Diäterkenntnisse nicht hinten anstehen. Spätestens jedes halbe Jahr gibt es einen neuen Diät-Papst, der eine völlig revolutionäre, ultimative Methode vorstellt. Alle versprechen sie volle Bäuche und schlanke Taillen – und das bei unvergleichlichem Genuss. Sie dürfen raten, wer sie – gemeinsam mit Millionen anderer gebeutelter Frauen – alle ausprobiert!

Eine meiner letzten Erfahrungen war eine Empfehlung meiner Freundin Carolin. Sie schwört seit geraumer Zeit auf »Schlank im Schlaf«. Ich dachte mir: Wenn Carolin das schafft, schaffe ich es auch! Also kaufte ich zuerst mal drei Bücher und erfuhr, dass ich morgens vier Brote essen soll. Das gefiel mir sehr! Das konnte ich! Mittags durfte ich essen, was ich mochte. Toll! Abends sollte ich nur die Kohlenhydrate weglassen und alles wäre gut. Das müsste machbar sein, ohne den Hungertod zu sterben – Carolin lebt ja schließlich auch noch!

Was soll ich Ihnen sagen? Ich hab's gemacht. Ich startete nach den Weihnachtsfeiertagen am 1. Januar. Nach zwei Wochen konsultierte ich meine Waage. Und dann passierte der bereits erwähnte Aufschrei vom Anfang dieses Kapitels: Ich hatte zwei Kilo zugenommen! Scheint irgendwie doch nicht meine Ernährungsform zu sein …

Aber jetzt: Weight Watchers

Bis heute kämpfen wir um meinen Bauch, mein Stoffwechsel und ich. Und ich kämpfe mit meinen Gefühlen, wenn mir die Apothekerin freundlich lächelnd die Babyzeitung über den Ladentisch schiebt. Soll ich das jetzt als Zeichen auffassen, dass ich zu dick bin? Oder als Kompliment, dass man mir das mit 48 noch zutraut? Ich entscheide mich für Letzteres. Beseelt lächelnd, klemme ich mir die Babyzeitung unter den Arm und frage provokativ auch noch nach der »Rentner-Bravo« (*Apotheken Umschau*, Anm. d. Red.) – natürlich nur für den Göttergatten.

Im letzten Jahr beschloss ich also, Frieden mit meinem Körper und mit meinen Pfunden zu schließen. Meine Worte an mein Spiegelbild: »Ein paar Pfunde mehr stehen einer älteren Person doch gut – nichts polstert so schön die Falten auf wie Eigenfett. Und man braucht ja auch eine Reserve, falls man mal krank wird. Und überhaupt gibt es doch nichts Schlimmeres als eine magere ältliche und dadurch verbiesterte Frau …«

Das war gestern. Ab heute wird alles anders! In meinem Lieblingsfernsehprogramm, der Werbung, erschien mir eine erschlankte Fee namens Christine Neubauer. Sie ahnen es schon: Ich bin momentan ein Online-Weight-Watcher! Fortsetzung folgt.

Cathrins pfundige Erfahrungen

Meine jüngste Schwester Cathrin ist eine starke Frau (im wahrsten Sinne des Wortes). Sie hat vor Jahren nach der Geburt ihrer beiden Kinder mit besagten Weight Watchers satte 30 Kilo abgenommen – und bis auf wenige Kilos ihr Gewicht bis heute gehalten. Im Gegensatz zu mir, die ich feige, heimlich, anonym und online abnehme, tat sie sich die berüchtigten Treffen an: Einmal wöchentlich ging sie in den Gemeindesaal ihres Dorfes, Nachbarn treffen, Vorträge anhören, teure Produkte kaufen und dann die Oberpeinlichkeit über sich ergehen lassen – das öffentliche Wiegen. Der ganze Ort wusste ihr Gewicht und sprach darüber, ob sie in dieser Woche zu- oder abgenommen und ob sie sich einen Weight-Watchers-Stern verdient hatte. Man kann so etwas auch mit einem Spießrutenlauf auf dem roten Teppich vergleichen. Aber wer weiß: Vielleicht war es gerade dieser Druck, der sie über ihren Appetit siegen ließ? Nach eineinhalb Jahren nahm sie, hochdekoriert mit Weight-Watchers-Sternen, als Ehrenmitglied Abschied von den Weight Watchers. Die Moppel ihres Dorfes feierten sie mit Standing Ovations wie eine Königin.

Doch auch bei Cathrin gewann der innere Schweinehund irgendwann wieder die Oberhand. Sie vergaß das Punktezählen und zählte stattdessen wieder Kilos. Und sie versuchte dies und jenes. Im Großen und Ganzen dieselben Methoden wie ich – mit ebensolchen Ergebnissen. Schließlich sind wir genetisch eng verwandt. Doch sollte sie zurück zu den Treffen? Niemals. Diese Schmach wollte sie sich nicht antun. Online ist dummerweise auch nicht so ihr Fall. Dennoch ist sie reumütig zu den Weight Watchers zurückgekehrt. Inkognito. Im Moment macht sie Weight Watchers Light. Soll heißen, sie zählt wieder Punkte, aber nur aus dem Gedächtnis heraus. Vielleicht trügt sie ja ihr

Gedächtnis, denn bisher ist der Erfolg ausgeblieben. Nun hat sie ihre Taktik verschärft und schränkt zusätzlich abends die Kohlenhydrate ein. ICH kann da ja nichts Positives drüber berichten, aber jeder soll seine Erfahrungen selbst machen. Wir werden sehen!

Petras Bemühungen

Ganz anders dagegen meine mittlere Schwester Petra. Im Gegensatz zu mir und Cathrin, die wir figürlich eher Modell »Litfaßsäule« sind (Maße: 90-90-90), ist bei Petra die Fettverteilung eine andere. Sie zählt zum Modell »Birne« (Maße: 90-60-130). Spaß beiseite! Petra ist wirklich nicht dick und wird von uns beiden glühend um ihre Taille beneidet. Dennoch führt auch sie einen jahrelangen Kleinkrieg mit der Waage. Erbkrankheit. Wahrscheinlich würde sie sich sonst der Familie nicht zugehörig fühlen.

Nachdem auch Petra all die hinlänglich bekannten Methoden plus die Kraft des abnehmenden Mondes mit den ebenfalls hinlänglich bekannten Resultaten ausprobiert hatte, trat sie zum Radikalismus über. »Almased« hieß ihre neue Leibspeise. Sie hielt genau drei Tage durch, dann fand sie den aktuellen Flyer vom Pizza-Taxi in ihrem Briefkasten. Denkbar schlechtes Timing. Mit unwiderstehlichem Willkommensangebot. So etwas kann man doch nicht ausschlagen!

Der Sünde folgte die Reue auf dem Fuß und Petra beschloss: Da ist mehr drin. Sie unterstützt seither sämtliche Diäten mit Hightech-Bemühungen, die nicht nur den Hintern, sondern auch den Geldbeutel schlanker machen. Der letzte Schrei war ein dubioses Ultraschallverfahren mit dem raffinierten Namen »Kavitation«. Das Überraschende dabei: Wirkt besonders bei einem Zehner-Abo und wenn zwei Tage vorher sowie zwei Tage nachher keinerlei Kohlenhydrate zugeführt werden. Haha. Aber in der Tat bemerkte Petra eine Gewichtsabnahme. Ihr Geldbeutel war deutlich leichter geworden ...

Dagmar und der Kaumuskel

Meine Freundin Dagmar ist die einzige mir bekannte Person mit einem ärztlich diagnostizierten gut ausgebildeten Kaumuskel. Im Ernst: Beim Anblick ihrer Kaumuskulatur erstarrte unser gemeinsamer Zahnarzt in Ehrfurcht. Wahrscheinlich fürchtet er seither insgeheim ein wenig um seine Finger. Aber das ist ein Einzelschicksal. Ich finde Dagmars Kaumuskel jedenfalls toll. Schließlich gibt es Leute, die haben überhaupt keine ausgeprägten Muskeln. Also ein bisschen Respekt, bitte sehr!

Denn selbstverständlich kommt so ein toller Kaumuskel nicht von ungefähr. Wie bei jedem anderen Muskel muss man dafür mehrere Stunden am Tag trainieren. Das tut Dagmar mit Leidenschaft. Wir kennen uns nun seit über 20 Jahren und telefonieren mehrmals in der Woche. Ich kann mich nicht erinnern, sie jemals NICHT mit vollem Mund am Hörer gehabt zu haben.

Um der Wahrheit die Ehre zu geben: Ich wundere mich, dass Dagmar sich zwar am oberen Limit des Normalgewichts bewegt, aber nicht dick ist. Sie teilt mein Schicksal, dass sie von schlechter Laune übermannt wird, wenn der Magen knurrt. Deshalb kann sie diätmäßig auf recht ähnliche Erfahrungen wie ich zurückblicken. FdH, Trennkost und die berüchtigte Kohlsuppe wurden bereits erprobt. Auch die Ergebnisse waren dieselben wie bei mir, weshalb ich Sie damit nicht noch einmal langweilen möchte. Außerdem testete Dagmar aber auch

Treffpunkt Wunschgewicht. Bei Letzterem handelt es sich um die Fortgeschrittenenversion der Weight Watchers. Man ernährt sich von speziellen Fertigprodukten und die Portionen sehen sehr übersichtlich aus. Bei ihrem Anblick litt ich unter starkem Mitleid. Aber ich war auch kurzzeitig neidisch, denn Dagmar nahm mit dieser Methode rasend schnell ab. Allerdings auch genauso schnell wieder zu …

Frustriert beschloss sie, meinem Schrothkur-Beispiel zu folgen und in Zukunft ebenfalls erholsam Gewicht zu verlieren: Eine Entschlackungskur im Harz sollte es sein. Abnehmen und Urlaub machen – wie toll ist das denn? Jo. Ich weiß. Gemeinsam mit ihrem Mann Andi buchte sie eine Woche in einem laut Prospekt vielversprechenden und entsprechend teuren Hotel. Sie war wirklich bereit, viel Geld für nichts zu essen zu bezahlen. Wenn das nicht das Ausmaß ihrer figürlichen Verzweiflung zeigt!

Bei der Ankunft machte sich allerdings erst einmal eine leichte Ernüchterung breit: Das Hotel im schönen Harz war offenbar ein Überbleibsel aus der Zeit vor dem Mauerfall. Was das Essen anging, konnte man nicht meckern: Es gab wie gewünscht – nichts! Dagmar und Andi labten sich an Tee und dubiosen Gemüsesäften, die zur Stärkung der Konstitution mit Glaubersalz versetzt waren. Leider wurde auch der Service eher kleingeschrieben: Das nicht gerade freundliche Personal billigte den Gästen ungeachtet der Folgen des Glaubersalzes nur eine Rolle Toilettenpapier auf dem Zimmer zu – eine zweite kostete extra. Und die Teekannen mussten, bitte schön, selbst runtergetragen und wieder aufgefüllt werden. Wo kämen wir denn da hin, wenn man seine geschwächten Gäste auch noch bedienen müsste!

Nachdem Andi nach fünf Tagen nachts von einer Riesentoblerone träumte, folgte die Kapitulation: Dagmar und Andi enterten beim Spaziergang den örtlichen Käseladen, der sie seit Tagen mit seinem leckeren Geruch magisch anzog. Außerdem entdeckten sie ein Hotel in der Nachbarschaft, das tatsächlich Essen anbot … und schmuggelten sich in den Speisesaal zum Abendbuffet ein. Kaum zu glauben: Sie trafen dort auf viele andere Gäste aus ihrem Entschlackungs-Hotel und schlossen so wenigstens neue kulinarische Freundschaften, wenn sie schon genauso schwer wieder nach Hause kamen, wie sie eine Woche vorher aufgebrochen waren.

Doch selbstverständlich gibt auch Dagmar nicht auf: Parallel zu mir hat auch sie ihren Pfunden einmal mehr den Kampf angesagt. Statt Weight Watchers macht sie momentan Metabolic Balance. Nach einer geheimnisvollen Blutuntersuchung und weiteren dubiosen Tests wurde exklusiv für sie ein Ernährungsplan erstellt, der mir mangels Auswahl und Menge die Tränen in die Augen treibt. Dagmars Kaumuskel leidet wieder einmal unter zu wenig Beschäftigung und starken Einschränkungen und ich zerfließe einmal mehr in Mitleid. Das metabolische Dasein ist hart.

Übrigens: Dieselbe blonde Schauspielerin, die mich damals von der Trennkost überzeugte und dann genau wie ich wieder zunahm, ist jetzt gerade wieder schlank. Auch sie schwört inzwischen auf Metabolic Balance. Wir sprechen uns wieder in einem Jahr: Dagmar, ich und die blonde Schauspielerin. Ich bin gespannt!

Sandra und die Fleischeslust

Meine andere Freundin Sandra hat es besonders schwer, denn sie kocht gern und begnadet gut. Klar, dass sich das mit der Zeit nicht nur auf meiner, sondern auch auf ihrer eigenen Waage niederschlägt.

Sandra hat aber einen Vorteil: Sie ist ein paar Jahre jünger als ich und kann von meinen und auch von Dagmars Erfahrungen lernen. Da sie über all die Jahre unsere Figuren im Wandel der Zeit begutachten konnte, beschloss sie, einen völlig neuen Weg zu gehen. Einen, an dem wir beide noch nicht gescheitert waren! Sie musste lange suchen, denn schließlich hatten wir ja schon fast alles ausprobiert. Doch nach einer akribischen Diät-Recherche wurde Sandra fündig: Die Atkins-Diät sollte es sein!

Nun klingt das ja echt super bei Herrn Atkins: schnell abnehmen, ohne Kalorien zu zählen, sich immer satt essen und keinen Hunger verspüren. Kommt Ihnen das von allen anderen Diäten her bekannt vor? Glückwunsch, mir auch! Das Geheimnis ist hier völlig überraschend der Verzicht auf Kohlenhydrate, dafür gibt's Fett und Proteine und Gemüse in rauen Mengen. Und das in vier Phasen. Erinnert mich verteufelt an Metabolic Balance, was ja Dagmar macht, nur sind bei Atkins die Portionen größer und die Herangehensweise ist weniger geheimnisvoll.

Sandra glaubte jedenfalls erst mal selbstbewusst und siegessicher, das zu können. Schließlich sei sie eine fleischfressende Pflanze und nicht so ein armer Vegetarier wie ich. Ich kann das Ergebnis vorwegnehmen: Die erste, strengste Phase hielt sie tatsächlich durch und nahm toll ab. Ungefähr in der Hälfte der zweiten Phase konnte sie kein Fleisch mehr sehen und erlag einem Spaghetti-Teller. Unnötig zu erwähnen, dass das Gewicht wieder auf Urzustand ist – und Sandra mir inzwischen bei den Online-Weight-Watchers Gesellschaft leistet.

Carolin, die Genießerin

Dann wäre da noch meine Freundin und Kollegin Carolin. Die mit der Insulin-Trennkost. Carolin und ich essen nicht nur gern, sondern darüber hinaus viel und schnell. Es gibt Fressfeinde, die uns gemeinerweise als »Schnellesser« bezeichnen. Tja. Diesen bösen Zungen sei gesagt: Das schnelle Esstempo ist mehr als berechtigt! Schließlich kann man in dieser unserer Gesellschaft nicht vor Übergriffen sicher sein und muss sich deshalb seine Kalorien sichern.

Carolin ist meine Trüffelnudel-Genossin. Wir haben in Fußnähe unserer Firma ein Lokal entdeckt, in dem es die leckersten Spaghetti aus dem Parmesanlaib mit reichlich schwarzen Trüffeln gibt. Und dazu einen grandiosen Rotwein. Und zur Vorspeise knackiges Weißbrot mit dem besten Olivenöl der Welt. Hach, ich gerate ins Schwärmen … STOP! Das Wasser läuft mir beim Schreiben im Munde zusammen und boykottiert den Weight Watcher in mir!

Zurück zu den Fakten: Carolin mag nämlich nicht nur Trüffel. Genauer gesagt, mag Carolin alles Essbare. Und sie ist darüber hinaus eine der wenigen Mütter, die es geschafft hat, ihre Kinder völlig ohne Ess-Zickereien zu erziehen. Ihre beiden süßen Töchter essen ebenfalls alles. Ganz die Mutter.

Doch obwohl man auch Carolin ansieht, dass sie gern isst, ist sie ist erstaunlicherweise nicht dick. Aber wie fast alle Frauen – mich eingeschlossen – sieht sie das anders und kämpft mit den Pfunden. Nach dem bereits hinlänglich bekannten Scheitern der oben genannten Methoden macht sie wie erwähnt seit zwei Jahren »Schlank im Schlaf«. Ich bin neidisch. Sie hat damit wirklich schön abgenommen und kann Sünden immer wieder ausgleichen. Tja. Bei Carolin hat es gewirkt. Bei mir nicht. Was hat sie, was ich nicht habe? Noch keine Wechseljahre und einen anderen Stoffwechsel vielleicht? Für mich ist sie jedenfalls der Beweis, dass nicht jedes Ernährungskonzept für jeden geeignet ist.

Aber gewogen wird zum Schluss. In ein paar Jahren werde ich Ihnen berichten, wie es ausgegangen ist und was die Waagen sprechen. Bei uns sechsen. Bis dahin: Guten Appetit!

15. Kapitel

NACKTE TATSACHEN

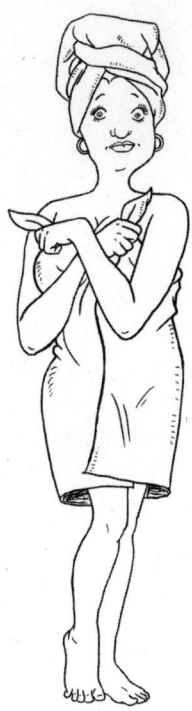

»Ich war nicht wirklich nackt.
Ich hatte nur keine Kleider an.«
JOSEPHINE BAKER

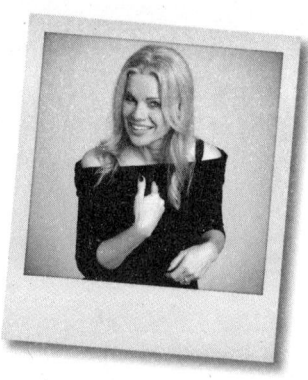

*E*s gibt übrigens noch einen Grund, weshalb ich den Winter mehr liebe als den Sommer. Ich finde, im Winter sehen die meisten Leute einfach besser aus. Alleine dadurch, dass sie mehr von sich verhüllen als im Sommer. Überhaupt: Ist es Ihnen auch schon aufgefallen, dass sich immer die nackt oder zumindest fast nackt zeigen, bei denen man das am liebsten gesetzlich verbieten lassen möchte? Diejenigen, von denen man gerne mal etwas mehr sehen würde, haben dieses Bedürfnis eher selten.

Nun kann es natürlich sein, dass ich ein bisschen verklemmt bin. Ich mag mich weder vor fremden Leuten nackt zeigen, noch will ich sämtliche Körperteile fremder Leute anschauen müssen. Jetzt ist es ja bei Frau Ü40 zugegebenermaßen so, dass man nie weiß: Schützt die ihren Anblick vor den Augen der anderen oder schützt sie die Augen der anderen vor ihrem Anblick? Zu meiner Rechtfertigung sei aber gesagt: Ich war schon kein Nackedei-Fan, als ich noch jung und knackig war.

Männer sind da ja anders, vor allem die nicht mehr ganz so jungen und knackigen. Ich muss Ihnen jetzt was erzählen: Neulich lag im Hotelschwimmbad, das ich mittags immer fleißig besuche – und das eigentlich eine Badebekleidungspflicht hat –, ein circa 70-jähriger, sehr dicker Mann splitterfasernackt auf der Ruheliege und schnarchte lauthals mit offenem Mund. Ein wahres Objekt der Begierde, ein Anblick reinster Erotik, der Frauen ganz wuschig macht. Aber selbst, wenn ich neugierig gewesen wäre: Es war nichts zu sehen, denn der Bauch hing über das bisschen Unwesentliche. Ich schwamm also wie gewohnt in Entenhaltung meine Bahnen. Irgendwann verstummte das Schnarchen, der Hotel-Adonis erwachte. Er erblickte mich, grinste mich frech an, erhob sich und streckte sich in alle Richtungen, um mir auch ja den ganzen Anblick zu gönnen. Mhm. Um ein Haar hätte ich ihn angefallen ... nur unter Aufbietung meiner ganzen Beherrschung beschränkte ich mich darauf, ihn aus der Ferne zu bewundern – für sein Selbstbewusstsein.

Also, meine vielleicht altmodische Ansicht: Ein Stückchen Stoff hat noch niemanden entstellt! Deshalb sind für mich Saunen oder FKK-Strände ein Graus. Blöderweise wissen das viele Leute nicht. Höchste Zeit deshalb, dass ich das hier mal kundtue. Denn als Frau im besten Alter bekommt man oft und gern Wellness-Gutscheine geschenkt. Vorzugsweise für große Saunatempel, in denen man es sich dann mal einen Tag so richtig gut gehen lassen soll. Genau das Richtige zum Abschalten vom stressigen Alltag! Vielen Dank, ganz lieb gemeint! Aber die Gutscheine stapeln sich in meiner Schublade, bis sie irgendwann verfallen. Welch eine Schande! Bei Bedarf können Sie sich gerne bei mir melden!

Hüstel. Kleiner Tipp: Wenn Sie mir eine Freude machen möchten, schenken Sie mir doch einen Gutschein zur Kalorienaufnahme bei meinem Lieblings-Italiener. Der verfällt garantiert nicht!

16. Kapitel

SCHADENSBEGRENZUNG

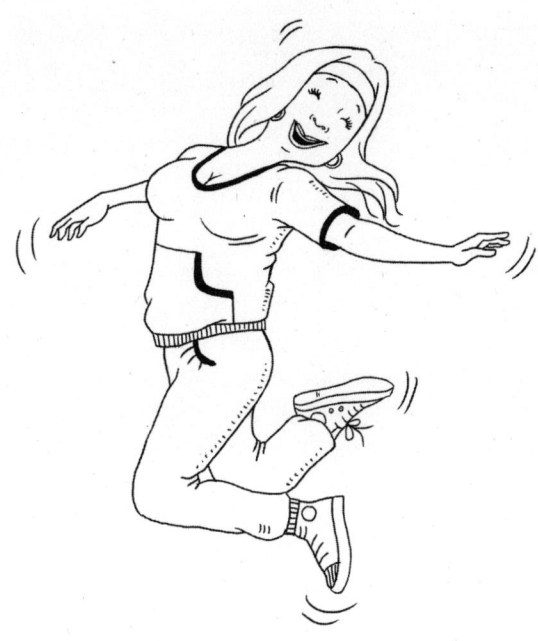

>>No sports!<<
WINSTON CHURCHILL

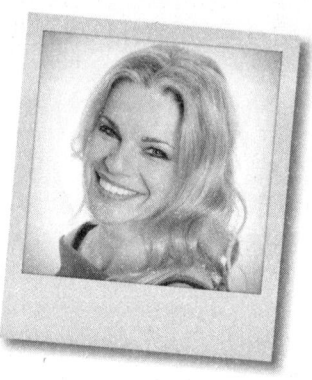

Ich habe mir so eine Art Rest-Pubertät bewahrt. Zum Beispiel liebe ich Casting-Shows. Es ist mir dabei völlig egal, was oder wer gecastet wird. Ich gucke alles. Dafür ertrage ich sogar Dieter Bohlen in der Jury. Aber bei der ganzen Casting-Show-Inflation habe ich einen besonderen Favoriten, der meine geheime masochistische Veranlagung offenbart: Ich schaue leidenschaftlich gerne Germany's Next Topmodel. Während der GNTM-Saison ist Donnerstag MEIN Abend. Der Göttergatte ist deshalb jede Woche aufs Neue ab montags auf der Suche nach einem Date, das ihn vor meiner Lieblingssendung bewahrt. Und ich? Ich sitze auf meinem Sofa, speise eine leckere Tiefkühl-Pizza, trinke Wein dazu und fühle mich schlecht.

Denn beim Anblick der knochigen Mädels kann ich mir natürlich noch einreden, dass die ja alle blutjung sind und deshalb im Leben noch gar keine Zeit hatten, auch nur ein Grämmchen Fett anzusetzen. Allerdings hinkt diese Theorie spätestens dann, wenn die superschlanke, durchtrainierte Vierfach-Mutti Heidi Klum auftaucht und streng verkündet: »Ich habe heute leider kein Foto für dich!« Dann kapiere sogar ich: Ich bin zu dick. Und ich bin selbst daran schuld. Was macht denn bitte die Tiefkühl-Pizza hier auf meinem Teller? Und warum ist das Rotweinglas schon wieder leer?

Erschwerend kommt hinzu: Ich bin naturfaul. Schon immer hat Sport eher weniger zu meinen bevorzugten Beschäftigungen gehört. Das war bereits in der Schule so. Beim Schulsport wurden doch früher immer Mannschaften gebildet, die gegeneinander antreten mussten. Ich war immer die Letzte, die in eine Gruppe gewählt wurde. Ein wahres Trauma. Aber schon auch irgendwie berechtigt, denn ich zeichnete mich durch null Komma null Ballgefühl, Angst vor Barren, Schwebebalken und Bock sowie die Entdeckung der Langsamkeit aus. Es ist mir bis heute ein Rätsel, wie jemand ein Rad schlagen oder auf den Händen stehen kann. Und beim Jazztanz war ich immer diejenige, die in die andere Richtung hüpfte als der Rest der Truppe. Dafür war ich aber äußerst erfinderisch, wenn es darum ging, dem Schulsport fernzubleiben. In den ersten Schuljahren musste ich grundsätzlich mit meiner Freundin Lieselotte aufs Klo. Wir mussten so lange, bis die Stunde vorbei war. Später gehörte ich zum Glück zu den frühentwickelten Mädels, die beizeiten ihre Tage bekamen. Eine fantastische Ausrede! Nie – bis heute nicht – hat meine Lehrerin erfahren, dass ich keinerlei Beschwerden dadurch erlitt … mein schmerzverzerrtes Gesicht war Oscar-reif und es fiel auch fast gar nicht auf, dass mich das »monatliche Übel« wöchentlich heimsuchte.

Ein ganz besonderes Drama waren die alljährlichen Bundesjugendspiele. Ich nahm genau einmal daran teil. Und ging in die Statistik ein als die einzige Kugelstoßerin, deren Kugel nach hinten losging – weil ich während der Drehung die Orientierung verlor und im falschen Moment losließ. Zum Glück hatte ich schon damals Pudding in den Armen, die Kugel flog deshalb nicht weit und es gab keine Toten. Nach dieser Blamage hatte ich allerdings genug von dieser in meinen Augen völlig überbewerteten Veranstaltung: In den nächsten Jahren hinderte mich immer ein plötzlich ausbrechender Virus an der Teilnahme, der einen Tag später durch Wunderheilung wieder auskuriert war.

Geprägt von diesen Erfahrungen, habe ich nach der Schulzeit jahrelang nach einer Sportart gesucht, die weder anstrengend noch gefährlich noch schweißtreibend ist. Ich kam auf Schach. Zur Erholung schaute ich darüber hinaus jeden zweiten Sonntag Formel 1 im Fernsehen.

So war das also in meiner Jugend. Viel geändert hat sich seither nicht. Es zieht mich immer noch nicht ins Fitnessstudio. Obwohl ich hier sogar tatsächlich mal einen Versuch gestartet und mich einen Winter lang mit meiner Freundin Jeanette zweimal wöchentlich in einem solchen gequält habe. Das war in den 80er-Jahren.

Und wichtig war vor allem, dass man als Ergänzung zum hautengen Sport-Body Stulpen, Schweißbänder und ein Stirnband in Neonpink besaß. So ein Outfit war ein absolutes Muss, denn neben der Bauch-Beine-Po-Gymnastik nahmen wir auch noch am damals mega-angesagten Aerobic-Kurs teil. Dreimal dürfen Sie raten, wer auch hier immer in die falsche Richtung tanzte … und dabei gegen den Takt klatschte!?

Auch der heimische Wald ist ein Ort, den ich gerne von meinem Sofa aus betrachte, weil ich mich bei der Erkundung desselben bewegen MUSS. Von WOLLEN kann keine Rede sein. Begeisterte Sportler berichten ja immer wieder von Glücksgefühlen, die den Körper nach einer geschafften Anstrengung überfluten – das berühmte Runner's High. Also, ich bin diesem Glück noch nie begegnet. Ich bin höchstens glücklich, dass ich es wieder mal hinter mich gebracht habe und es mir endlich mit gutem Gewissen und einem noch besseren Buch auf meiner Entspannungsliege bequem machen und mich aufs Abendessen freuen darf.

Aber: So ab Mitte 30 wird's eng. Man kann sich ja nicht einfach gehen lassen. Man muss an der Alters- und Figurfront kämpfen! Nehmen wir uns ein Beispiel an Heidi Klum! Und überhaupt: Überall liest man, wie wichtig Sport ist. Jede Frauenzeitschrift (von den Fitness-Zeitschriften und Anti-Aging-Ratgebern ganz zu schweigen) suggeriert einem ein schlechtes Gewissen, wenn man einfach bewegungslos das Leben genießt. Wer will diese Schuld auf sich laden, selbst verantwortlich für seinen Verfall zu sein – und womöglich auch noch für zukünftige Krankheiten?

Dann doch lieber in den sauren Apfel beißen. Da ich nicht nur ein Bewegungslegastheniker bin, sondern es auch hasse zu schwitzen, entdeckte ich das Schwimmen für mich.

Am Anfang dachte ich mir, ich könnte doch drei Fliegen mit einer Klappe schlagen und mit meinem Patenkind ins Schwimmbad gehen. Geniale Idee, wie ich fand. Ich kam meinen Pflichten als Patentante nach, tat meiner Schwester einen Gefallen und meiner Figur etwas Gutes. Dachte ich. So naiv ist man wahrscheinlich nur als Nicht-Mutter. Denn: Erstens kommt man mit einem vierjährigen Jungen im Schlepptau nicht wirklich zum Schwimmen. Und zweitens: In welchem Massen-Umkleideraum zieht man sich um, wenn man selbst weiblich, das Kind aber männlich ist? Natürlich bei den Damen, denn dem Kind kann man ja alles zumuten, den Herren den eigenen Anblick jedoch nicht.

Nun hat mein Patensohn ja bekanntlich das Herz auf der Zunge. Als sich neben uns im Gemeinschaftsumkleideraum der Damen eine Frau auszog, die untenrum bis auf einen sehr schmalen Streifen rasiert war, sah ich seinen Blick und ahnte die Blamage, bevor sie geschah. Der ungezogene Junge trat auf die Dame zu und fragte mit ausgestrecktem Zeigefinger auf ihre Blöße: »Bist du ein Indianer?« Zum Glück hatte die Frau Humor und meinte gönnerhaft zu mir: »Ich habe auch Kinder, es ist alles eine Frage der Erziehung …!«

Nach diesem Erlebnis hatte ich genug von Massenschwimm-
bädern, Sammelumkleidekabinen und Alibi-Schwimmstunden.
Ich musste das professioneller aufziehen. Also traf ich ein
Arrangement mit dem Hotel neben meiner Arbeitsstelle und
darf seither mehrmals in der Woche deren bereits erwähntes
Schwimmbad benutzen. Superpraktisch! Und fast privat – wenn
mir nicht gerade nackte ältere Herren Gesellschaft leisten.

Denken Sie jetzt, ich würde nur schwimmen und sonst keinen
Sport treiben? Sie unterschätzen mich! Schließlich bin ich wahnsinnig diszipliniert und ein Muster an Willenskraft! Folglich
rücke ich meinen Pölsterchen jeden Morgen mit einer Viertelstunde Gymnastik zu Leibe. Ich mache darüber hinaus jeden
Freitag eineinhalb Stunden Yoga, um beweglich zu bleiben. Und
wenn es nicht gerade regnet, schneit oder über 20 Grad heiß
ist (also in unserer Klimazone an circa vier Tagen im Jahr, und
das nur in Monaten ohne »r«), keuche ich beim Nordic Walking
mit hochroter Birne hinter dem Göttergatten her. Vor meinem
geistigen Auge das größte und leckerste Belohnungs-Käsebrot
der Welt, warte ich darauf, dass mein träger Körper endlich mal
seine Glückshormone ausschüttet. Vergeblich. Ich erlebe nur
Seitenstechen, akute Atemnot und Hitzewallungen.

Für meinen Geschmack und meine Natur genügt dieses
Sport-Pensum vollkommen. Doch offenbar nicht für meine un-
dankbaren Problemzonen. Die zeigen sich nämlich relativ unbeeindruckt von meinen Bemühungen. Auch meine Kondition
scheint auf rätselhafte Weise nicht steigerungsfähig. Nach Jahren
des Trainings gerate ich immer noch exakt nach 30 Sekunden
ins Japsen. Vielleicht mache ich ja etwas falsch beim Sport?
Trainiere nicht anaerob genug? Oder zu lasch? Oder zu verkrampft? Oder ist es möglich, dass in meinen Krampfadern nur
eine kraftlose rote Brühe fließt, von der man nicht genau weiß,
in welchem Verhältnis Lebenssaft zu Rotwein steht?

Ich bin aber trotzdem sehr stolz auf mich. Mit Fug und Recht, wie ich finde. Schließlich überwinde ich mich jeden Tag heldenhaft und trotze meiner faulen Veranlagung. Und das, nachdem ich jahrzehntelang so beschäftigt war, angestrengt darüber nachzudenken, dass ich eigentlich Sport treiben SOLLTE, dass ich gar keine Zeit hatte, es auch zu tun. Aber nun setze ich meine Gedanken schon seit einigen Jahren tatsächlich, wirklich und mit bewundernswertem Durchhaltevermögen in die Tat um. Außerdem – ich mag es mir nicht vorstellen! –, wie sähe mein Körper aus, wenn ich überhaupt nichts Sportliches machen würde? Ich möchte jetzt endlich mal gelobt werden!

17. Kapitel

SHOPMAKTERIUM!

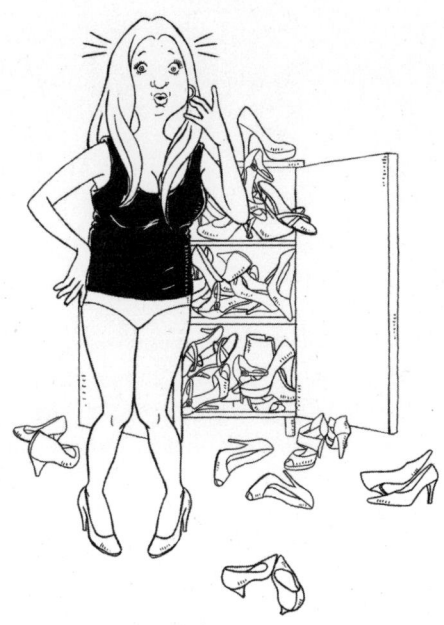

>>Im Alter bereut man vor allem die Sünden,
die man nicht begangen hat.<<
WILLIAM SOMERSET MAUGHAM

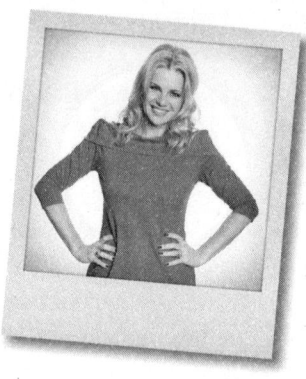

Sehr aktiv bin ich auch noch in anderer Hinsicht: Ich bringe geradezu Höchstleistungen beim Shoppen! Allerdings habe ich da auch schon 40 Jahre Training. Kein Wunder also, dass ich das so gut kann. Ich empfinde Einkaufen übrigens auch nicht die Bohne als anstrengend. Da hab ich quasi eine super Kondition!

Meine Karriere als Shopping-Queen begann schon mit dem ersten Taschengeld – ich schätze mal, ungefähr mit acht Jahren. Meine Freundin Jeanette und ich legten unsere paar Pfennige gewissenhaft jede Woche im örtlichen Tante-Emma-Laden an: für eine *BRAVO* und Kaugummipäckchen, die außer den Kaugummis zusätzlich Asterix-Figuren aus Plastik enthielten. Es gab bestimmt 200 verschiedene Figuren, jeweils in mehreren Farben. Unser Ziel war es, alle Figuren in allen Farben zu bekommen. Das Größte war es, wenn wir Kleopatra erwischten. Spannenderweise konnte man aber von außen nicht sehen, welche Figur drin war. Deshalb machten wir schon bei der Auswahl der Kaugummipäckchen die Inhaberin des Tante-Emma-Ladens verrückt, weil wir jedes erst mal genau abtasteten. Kleopatra streckte nämlich befehlerisch den rechten Arm heraus, daran hofften wir, sie zu erkennen. Dummerweise gab es aber auch einen knubbelnasigen Römer in dieser Pose und der war viel häufiger in den Päckchen versteckt ... Deshalb war ein reger Tauschhandel im Gange: Eine Kleopatra war zehn Römer plus einen Idefix wert.

Später, mit dem ersten selbst verdienten Azubi-Gehalt, verlagerte sich unsere Shopping-Wut auf günstige Klamotten- und Schuhläden. Die Läden wurden mit den Jahren teurer, die Liebe zu Klamotten und Schuhen blieb. Jahrelang haben wir zur Feier unserer Geburtstage Tagesausflüge in die Fußgängerzonen erreichbarer Städte gemacht. Man hat ja seltsamerweise immer das Gefühl, dass es in anderen Städten viel bessere Sachen gibt als zu Hause und es sich noch erfolgreicher shoppen lässt. Irgendwann stellten wir fest, dass wir genauso gut in Stuttgart bleiben konnten, denn bis auf wenige Ausnahmen sind sämtliche Innenstädte fest in der Hand derselben Ladenketten.

Auch wenn ich meine Freundin Andrea in Dresden besuche, wird das grundsätzlich teuer. Ohne mindestens einen ausgiebigen Einkaufsbummel fahre ich nicht nach Hause. Doch diese sozusagen eingeplanten Shopping-Touren sind ja nur das Tüpfelchen auf dem i. Auch zu Hause lauert der Ruin, was immer ich auch tue! Ganz übel sind zum Beispiel die sogenannten Banner, die einen im Internet verfolgen. Kennen Sie die? Man will ja eigentlich nur völlig unschuldig und gänzlich ohne Kaufabsicht auf wetter.de schauen, ob man einen Regenschirm mitnehmen muss – da fliegt einen doch schon das nächste Paar Schuhe von rechts an. Man könnte glatt Verfolgungswahn entwickeln! Das grenzt schon an Stalking!

Ich werde dann immer ganz zittrig. Denn Hand aufs Herz: Natürlich können diese Banner keine Gedanken lesen – soll heißen, sie kommen nicht von ungefähr. Irgendwann hat man sich genau dieses Paar Schuhe schon einmal mit Interesse angeschaut und in einem starken Moment beschlossen, dass man sparen muss und außerdem genug Schuhe besitzt. Pustekuchen, spätestens beim dritten Banner bestellt man sie dann doch. Eiskaltes Kalkül, sag ich Ihnen!

Genauso fies ist es, wenn man von den Versandhändlern persönlich angerufen wird und sie einem eine Gutschrift von 20 Euro auf die nächste Bestellung versprechen. Hach, wie nett!, denken Sie jetzt. Der Haken: Vorzugsweise passieren diese freundlichen Gespräche, wenn man gerade erst für 500 Euro bestellt hat. Und damit Sie auch ja nicht an das Gute im Versandhandel glauben: Keineswegs kann man die Gutschrift mit der bereits aufgegebenen Bestellung verrechnen. Das wäre ja noch schöner! Nein, damit man sparen kann, muss eine Zusatzbestellung getätigt werden. Nicht, dass mir das schwerfallen würde. Ich habe selbstverständlich immer eine lange Wunschliste bei mindestens zehn Versandhändlern …

Und als wäre man spätestens jetzt nicht schon pleite, versucht einem mit zunehmendem Alter jeder – vom Friseur über die Kosmetikerin bis zum Arzt – etwas aufzuschwatzen, was man angeblich unbedingt braucht. Ob es eine neue Haarkur ist, eine sauteure Faltencreme oder ein Vitaminsaft – überall will man nur unser Bestes: unser sauer verdientes Geld!

Sicher haben Sie Verständnis dafür, dass es bei all diesen Versuchungen nicht leicht ist, den Kontostand im schwarzen Bereich zu halten. Manchmal gelingt es mir wider Erwarten trotzdem, denn ich bin ein echter Sparfuchs. Eine Schnäppchenjägerin par excellence! Ich spare beim Einkaufen nämlich immer ganz fürchterlich. Darin bin ich fast schon eine Koryphäe. Ich kann auch hervorragend schönrechnen. Schade eigentlich, dass das kein Schulfach war – ich hätte mit Sicherheit eine Eins bekommen! Denn welcher Lehrer hätte gegen folgende Gleichung Einwände erheben können: Wenn ein Handtäschchen 200 Euro runtergesetzt ist und man sich deshalb noch die passenden

Stiefelchen für 190 Euro kauft, wie viel hat man dann gespart? Zehn Euro! Na also!

Dieses Talent zum Sparen und Schönrechnen scheint übrigens irgendwie in der Familie zu liegen. Meine beiden Schwestern und ich pflegen seit einigen Jahren die Tradition, dass wir zweimal im Jahr miteinander einen Tag in der Shoppingmeile unseres Vertrauens verbringen. (Wir machen das immer sehr kurzfristig vor der neuen Saison. Es ist nämlich höchst gefährlich, wenn man im Frühjahr bereits Sommerkleider einkauft. Mit 99-prozentiger Sicherheit sind die zu eng, wenn es dann endlich mal Sommer wird!)

Auf jeden Fall stelle ich bei Petra und Cathrin eine ähnliche Tendenz zu Hamsterkäufen fest, wie sie auch bei mir latent vorhanden ist. Petra neigt dazu, mit 300 Teilen in der Umkleidekabine zu verschwinden und dann dieselbe Hose in sieben Farben zu kaufen. Cathrin hingegen greift immer wieder gerne zu Rüschen und Blumenmustern sowie zu äußerst kleidsamen Bermudas. Sie hat auch einen ausgeprägten Hang zu Schals und Tüchern – um dann in aller Öffentlichkeit ein dekoratives kariertes Geschirrtuch zu zücken, wenn sie ihren Nacken vor Zugluft schützen will.

Ich hingegen bin völlig stilsicher. Hauptsache, die Klamotte ist schwarz! So stelle ich in meinem Kleiderschrank eine wundersame Ähnlichkeit gewisser Kleidungsstücke fest: Ich habe circa 297 schwarze Hängerchen-Oberteile, die den Bauch locker umspielen, und ungefähr 90 schmale schwarze Hosen ... aber dazu mehr im nächsten Kapitel!

18. Kapitel

ERHÖHTER INSTAND-
HALTUNGSAUFWAND

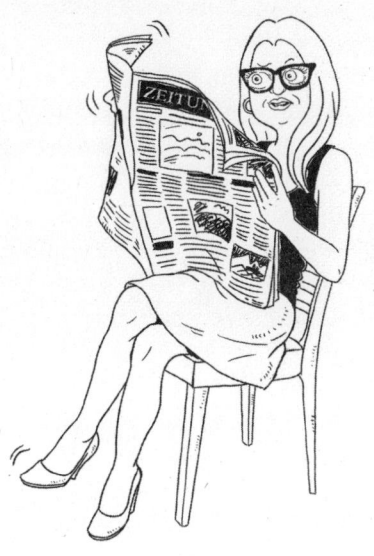

»Ich bin nun in das Alter gekommen,
in dem ich erst mein Gebiss und mein Hörgerät
nötig habe, um zu fragen, wo meine Brille ist.«
TINA TURNER

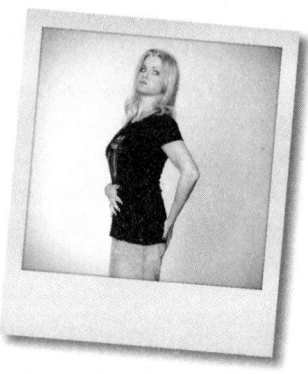

Dieselbe Fraktion, die meint, mit den Jahren ließe der Appetit nach, behauptet auch, man bräuchte im Alter nicht mehr so viel Geld. Tja. Es tut mir leid, liebe Schwiegermama, aber irgendwie strafe ich all deine Behauptungen Lügen ... liegt wohl am Generationenkonflikt. Oder am viel beschriebenen angespannten Schwiegertochter-Schwiegermutter-Verhältnis.

Das mit dem Appetit hatten wir ja schon. Und das mit dem Einkaufen auch. Allerdings habe ich ja schon immer gern und viel eingekauft, sodass man hier nicht von einer Alters-erscheinung sprechen kann. Neuerdings bemerke ich aber beim Betrachten meines Kontoauszugs einen noch rasanteren Schwund, als das früher der Fall war. Ich könnte diese neue Altersarmut auf den Euro schieben. Oder auf die Griechen. Aber insgeheim bin ich mir ziemlich sicher: Sie ist zurückzu-führen auf steigende Instandhaltungskosten. Ich kann es drehen und wenden, wie ich will: Irgendwie ist Altwerden für mich keine Sache, die sich mit Hühnersuppe und Gartenarbeit in den Griff kriegen lässt. Man muss investieren. Folglich: Eine Abnahme der Ausgaben ist nicht zu erwarten. Denn kampflos wird das Feld nicht geräumt!

Zu den Instandhaltungskosten gehören übrigens auch die allgemein anerkannten, weil notwendigen Kosten wie zum Beispiel für Sehhilfen, Hörgeräte oder auch Zahnprothesen. Kaum einer wird die Notwendigkeit solcher Investitionen ernsthaft infrage stellen. Deshalb fangen wir zur Einstimmung auch mit etwas so Respektablem an. Nicht, dass Sie noch einen falschen Eindruck von mir bekommen.

Mein erstes Glotzofon

»Könnt ihr mir das mal größer ausdrucken?«, fragte ich meinen Kollegen Arno ungehalten. »Wer soll denn bei dieser Anzeige das Kleingedruckte lesen können?« Arno sah mich halb erschrocken, halb belustigt an: »Das ist ein A-3-Ausdruck! Wie wäre es, wenn du dir mal eine Brille besorgst?«

»Ich brauche keine Brille«, herrschte ich den armen Mann aufgebracht an. »Ich habe Adleraugen! Schon immer gehabt! Unser Drucker lässt nach, alles verschwimmt und wird pixelig ...«

Arno grinste hinterlistig, verschwand und kam nach einer Minute mit einer Brille in der Hand zurück, die er mir auf die Nase setzte. Oha. Es wurde Tag, Licht und überhaupt. Die schwarzen Käfer im Coupon der Anzeige verwandelten sich in klar erkennbare Buchstaben. Ähem.

Arno sagte scheinheilig: »Hier, meine Lesebrille, Stärke 0,5 und 0,75 – ich leihe sie dir gerne ...«

Okay, Zeit zur Selbsterkenntnis. Mal wieder. Beim Optiker wurde mir genau die Sehschwäche diagnostiziert, die Arnos Brille korrigierte. Außerdem wurde mein Brillengesicht gelobt. Selten hätte man eine Kundin, die nahezu alle Fassungen tragen könne. Wie schön, da hatte ich also die volle Auswahl! Warum aber verliebte ich mich dann auf Anhieb in das teuerste Modell im Laden??? Nachdem ich das einmal aufgesetzt hatte, gefielen mir die günstigeren Gestelle selbstverständlich überhaupt nicht mehr. Aber, was soll's! Man gibt so viel Geld für Dinge aus, die man nicht halb so oft benützt wie eine Brille, die muss ich ja nun immer bei der Arbeit tragen, redete ich mir den Preis schön. Und berappte seufzend 700 Euro – nur fürs Gestell, versteht sich. Die Gläser kosteten extra.

PS: Die beiden Luxus-Label-Sonnenbrillen, die ich bei dieser Gelegenheit gleich mit erstanden habe und die jetzt im Sonnenbrillen-Harem gemeinsam mit weiteren 38 Luxus-Label-Sonnenbrillen auf ihren Einsatz warten, vergessen wir jetzt mal großzügig. Schließlich hat meine Liebe für Sonnenbrillen nichts mit dem Alter zu tun. Es ist eine angeborene Schwäche.

PPS: Ein kleiner Trost – die Spötter kommen alle nach. Inzwischen leiht sich Kollege Markus des Öfteren meine Lesebrille aus – vorzugsweise dann, wenn er eine kleingedruckte Excel-Tabelle entziffern und bearbeiten muss. Selbstverständlich braucht Markus aber keine Brille, und zwar noch lange nicht! Er sieht nämlich wie ein Adler. Mein Schweigen erkauft er sich, indem er stets bereitwillig unter den Tisch kriecht, um mein Heizkissen in die Bodensteckdose einzustöpseln, wenn ich mal wieder Rücken habe. Gemeinsam alt werden ist einfach schön!

Und falls Sie jetzt auf die Geschichte von der Anschaffung eines Hörgeräts warten, muss ich Sie leider enttäuschen. Bisher höre ich tatsächlich noch ganz gut – sogar Dinge, die nicht für mich bestimmt sind. Folglich sind hier bis jetzt noch keine Kosten angefallen. Und mein vor Kurzem benötigter Zahnersatz war nicht altersbedingt. Ich hatte leider schon immer schlechte Zähne. Aber: Der Austausch von Brücken, Kronen und Gold-Inlays belastete mein Budget natürlich ebenfalls. Deshalb rechnen wir zum unvermeidbaren Instandhaltungsaufwand mal locker 3.000 Euro Eigenanteil dazu, um fair zu mir selbst zu bleiben.

Nun isses so weit. Im Folgenden gehen wir zu den Kosten über, von denen gewisse Leute behaupten, sie wären nicht nötig. Meist wird das Kopfschütteln von den Worten begleitet: »Kind, man muss doch in Würde altern!« Mhm. Ganz meine Meinung. Erstaunlicherweise habe ich beim Geldausgeben aber nie, wirklich nie das Gefühl, meine Würde zu verlieren … Ich finde im Gegenteil, dass ich äußerst würdevoll einkaufe. Außerdem habe ich den Anspruch, nicht nur in Würde zu altern, sondern auch ein bisschen in Schönheit!

Kampf dem Gekräusel

»Ich mach das nicht mit, das mit dem Altwerden«, sagte ich zu meinem neuen beleuchteten Kosmetikspiegel mit Fünffach-Vergrößerung. »Schließlich schläft die Konkurrenz nicht!« Grübelnd betrachtete ich mein Kosmetik-Arsenal auf dem Waschtisch. Von A wie Abschminkfluid bis Z wie Zahnpflegegel war alles vorhanden, was der Drogeriemarkt zu bieten hat. Ganz früher stand dort Clearasil, gefolgt von Nivea für ein paar Mark. Bei »mittelpreisig« war ich bereits mit Mitte 30 angelangt. Soll heißen, für die ganze Serie mit Tages- und Nachtcreme, Serum, Waschgel, Gesichtswasser und Maske bezahlte ich damals immerhin circa 150 Euro. Offenbar reichte das aber meinem anspruchsvollen Teint ab 40 nicht mehr und er tat seinen Unwillen mit neuen Fältchen kund. »Es wäre doch gelacht, wenn zwischen dieser Pflege und einem High-End-Produkt kein Unterschied wäre!«, versuchte ich, meinen Kosmetikspiegel weiter zu überzeugen. Zweifelnd schaute er zurück.

Aber ich ließ mich nicht entmutigen. »Kosmetik ist die Kunst, die Geburtsurkunde zu dementieren«, meinte Olga Tschechowa mal. Und die muss es ja wissen. Also ging ich in die Apotheke, um mich von einer renommierten Fachkraft nach allen Regeln der Kunst beraten zu lassen. Schließlich ist einer Akademikerin doch mehr zu trauen als einer provisionsabhängigen Verkäuferin, dachte ich hochnäsig. Überzeugend war die Beratung auf jeden Fall. Ich wählte eine Tages- und Nachtcreme mit viel Hyaluronsäure zur Aufpolsterung der Falten sowie einer Reihe weiterer wertvoller Bestandteile, die eine sichtbare Hautverjüngung versprechen. Ich weiß nicht, ob die Hyaluronsäure daran schuld war oder der schwarze Tiegel mit güldenem Deckel – auf jeden Fall zahlte ich satte 95 Euro dafür. Doch damit nicht genug! Die neue Creme konnte nur richtig wirken, wenn sie von einem passenden Serum mit noch mehr Hyaluronsäure unterstützt wurde. Kostenpunkt: 69 Euro. Damit es im Badezimmer schön aussah und alles harmonisch zusammenpasste, gönnte ich mir darüber hinaus auch noch Waschgel, Peeling, Gesichtswasser und Maske von dieser tollen Serie. Und verließ die Apotheke meines Vertrauens um insgesamt 300 Euro ärmer.

Vom Schicksal, »blond« zu sein

Ich glaube, ich hatte es schon erwähnt. Meine Haarfarbe stammt aus der Tube. Trotz dieser altersfreundlichen Farbe bin ich mittlerweile ein genauso gern gesehener Stammgast beim Friseur wie die älteren Damen, die regelmäßig zum Waschen und Legen kommen. Meine Friseurin, nennen wir sie Selina, begrüßt mich mit Küsschen. Denn eines muss man meinen Haaren lassen – sie wachsen. Wie Unkraut. Nicht in die Fülle, aber in die Länge.

Und blöderweise vom Ansatz aus. Der erstrahlt mittlerweile allzu schnell in einem erfrischenden Steingrau, um es mit Loriot zu sagen. Man nennt diese Farbe in Haarkreisen auch Friedhofsblond. Wie auch immer – ich möchte das nicht! Deshalb zahle ich alle vier Wochen für Färben, Strähnchen, Schneiden ... macht 85 Euro. Die Folgekosten durch Shampoos, Kuren und Masken, die ich bei diesen Friseurbesuchen dann noch jedes Mal mitnehme, kehre ich hier verschämt unter den Tisch ...

Ebenfalls verschweigen will ich die Kosten für die Mittelchen gegen den Haarausfall, der mich seit einem Jahr in helle Panik versetzt. Ob am Werbespruch »Wenn der Östrogenspiegel sinkt ...« womöglich was dran ist? Selbstverständlich wird nicht nur das so beworbene Produkt ausprobiert, sondern dem Haarausfall auch noch mit Schüssler-Salzen und allem anderen, was die Apotheke bereithält, der Kampf angesagt. Ich buche diese Ausgaben jetzt einfach mal unter »medizinisch« und deshalb unvermeidbar. Denn: Eine Perücke wäre mit Sicherheit teurer, glauben Sie nicht?

Hilfe, Hagelschaden!

Jennifer Lopez, Shakira, Michelle Obama – sie alle haben etwas gemeinsam: einen tollen, imposanten Hintern! Ja, Glückwunsch! Ich habe auch einen – aber leider ist der nicht mehr so straff wie die Hinterteile der genannten Damen. Oder zumindest sind jene in meiner neiderfüllten Vorstellung straff, gesehen habe ich sie zugegebenermaßen nicht. Bei mir haben die Jahre, einige Diäten und eine sitzende Tätigkeit definitiv Spuren hinterlassen. Genauer gesagt, sieht meine Kehrseite aus wie ein Hagelschaden. Wahrscheinlich habe ich mich zu lange um anstrengende sportliche Übungen für diese Problemzone herumgedrückt. Gecremt habe ich dagegen schon lange, mit allem, was das Zeug hält und was der Markt so hergibt. Doch der Hagelschaden blieb davon unbeeindruckt. Da erzählte mir meine beste Freundin Jeanette von einem wahren Wunder: In einem neu eröffneten Schönheitsstudio gäbe es ein neuartiges Konzept, um Cellulite, Dehnungsstreifen und ähnlichem Ungemach zu Leibe zu rücken. »Farb-Bestrahlung« wäre das neue Zauberwort, denn auf die individuellen Probleme abgestimmte Farbbehandlungen würden das Gewebe in der Tiefe zu Höchstleistungen anregen. Eine bessere Durchblutung wäre die erwünschte Folge. So könne sich das Gewebe regenerieren und die Haut würde gestrafft.

Was für eine schöne Idee! Es versteht sich von selbst, dass ich begeistert war. Leider befand sich das Schönheitsstudio ungefähr 50 Kilometer von meinem Zuhause entfernt und es gab auch keines in meiner Nähe, das eine solch innovative Behandlung anbot. Ein echter Geheimtipp eben! Doch was sind Zeit und Sprit gegen eine glatte, sexy Kehrseite? Na also! Gemeinsam mit Jeanette stürmten wir das Studio, um uns beraten zu lassen. Ausgiebig wurden unsere Problemzonen untersucht, vermessen und geheimnisvollen Tests unterzogen. Fazit: Der Körper meiner Freundin benötigte eine blaue Bestrahlung, mein Gewebe hingegen sprach offenbar eher auf Rot an.

Erwartungsvoll begannen wir mit der Behandlung. Ich muss sagen, meine rote Beleuchtung hatte etwas durchaus Schmeichelhaftes. Die Cellulite fiel in diesem Licht fast gar nicht mehr auf. Auch war es entspannend, sich das Licht auf den Hintern scheinen zu lassen. Es wurde ein bisschen warm, sodass ich sogar einschlief.

Doch leider konnte man nach einem einzigen Mal noch keinen Erfolg feststellen. Mindestens fünf bis zehn Bestrahlungen wären schon nötig, um ein derart verkrustetes Gewebe wie das unsrige zu lösen und so die Regeneration in Gang zu setzen … Ich bin sicher, Sie wissen schon, was jetzt kommt: Wir haben uns beide für eine Zehnerbehandlung entschieden – für je 400 Euro. Rechnet man die Fahrtkosten dazu, kostete mich mein Hintern mit Sicherheit 600 Euro. Allein, die Wirkung blieb aus. Aber es war schön, einmal wöchentlich mit Jeanette unter dem angenehmen Licht zu plaudern.

Kleister, kleister

Ich finde ja, dass fast jedes Gesicht von ein wenig Farbe profitiert. Selbst meines. Aber: »Ein gutes Make-up sieht man nicht, man ahnt es nur!« Alte Malermeisterweisheit. Und es ist unglaublich, wie viel Schmink-Gedöns man kaufen muss, um einen Hauch von Make-up zu erahnen. Dabei könnte ich diesbezüglich – jaaaaa, man glaubt es kaum! – tatsächlich sparsam sein. Denn ich verwende seit meinem 16. Lebensjahr mehr oder weniger dieselbe Kriegsbemalung. (Sie können das getrost auf mangelnde Kreativität zurückführen. Es fällt mir einfach nichts anderes ein.) Das hindert mich aber leider nicht daran, andere Farben zu kaufen. Sie werden nur nicht benutzt. Einmal im Jahr stelle ich nach einem Hamsterkauf fest, dass die Schublade meines Badezimmerschranks, in der all die Fehlinvestitionen aufbewahrt werden, nicht mehr zugeht. Dann folgt Weihnachten für meine Schwestern, Freundinnen und Kolleginnen: Danielle kommt mit einem Rucksack voller Fehlkäufe … so für circa 500 Euro im Jahr. Und das sind nur die Fehlkäufe, wohlgemerkt! Das, was ich tatsächlich benutze, ist auch nicht unbedingt gratis.

Klar, dass ich dem Einhalt gebieten musste. Jetzt wurde mal richtig gespart! Jawoll! Und zwar an Geld und an Zeit. Denn schließlich sind es immer dieselben Stellen, die man morgens anmalt und abends wieder abschminkt. Welch eine Verschwendung! Neu hinzugekommen ist in den letzten Jahren lediglich die Augenbrauen-Problemzone. Um sie einigermaßen in Form zu bringen, musste ich doch tatsächlich ein neues Mal-Utensil kaufen, das sogar zum Einsatz kam: einen Augenbrauenstift. Jeden Tag wurde nun zu den altbekannten Malerarbeiten auch noch hier gepinselt. Kein Wunder, dass man immer länger im Badezimmer braucht!

Praktischerweise fiel mir auch gleich etwas ein, um Abhilfe zu schaffen: Ein Permanent-Make-up, das wäre die Lösung! Wie geschickt: Einmal gemalt, für immer geschminkt! Was würde ich alles mit der gewonnenen Zeit anfangen können! Vom gesparten Geld für die dekorativen Kosmetika ganz zu schweigen! Und überhaupt: Schminken ist was für Anfänger, das hier dagegen klang überzeugend nach Fortgeschrittenen-Version. So würde ich meinen renitenten Augenbrauen endlich zeigen, wer hier der Herr über haarige Widerspenstigkeiten ist.

Natürlich machte ich sofort einen Beratungstermin bei einer Kosmetikerin, die so was kann. Dem spontan-lässig ein Behandlungstermin und einige Liter Angstschweiß folgten. Doch, wirklich: Ich bekam saukalte Füße und hätte fast gekniffen. Schließlich hatte ich mich all die Jahre erfolgreich dem Trend widersetzt und vor einem Tattoo gedrückt. Und nun auf meine alten Tage ein Permanent-Make-up, was für mich fast dasselbe ist. Was würde ich machen, wenn mir das Ergebnis nicht gefiel? Dennoch: Wer nicht wagt, der nicht gewinnt! So gefielen mir meine Augenbrauen ja auch nicht mehr und überhaupt war ich kein Feigling.

Am Pigmentierungstag war mir aller guten Vorsätze zum Trotz schlecht vor Angst. Verkrampft und angespannt harrte ich der Nadeln in meinem Gesicht. Aber die Schmerzen hielten sich in Grenzen, die Sorge war im Gegensatz zur Leistung umsonst. Drei Stunden später verließ ich das Kosmetikstudio mit perfekten Augenbrauen – und 350 Euro leichter.

Nachtrag: Meine Haut fand die Idee mit dem Pigmentieren irgendwie nicht so toll und bockte entsetzlich. Auch nach fünf Sitzungen hielt die Farbe nur partiell. Die Folge – ich male immer noch …

Apropos Pigmentierung

Überhaupt benimmt sich meine Haut zunehmend zickig. Kein Wunder, es heißt ja, die Haut sei der Spiegel der Seele. War sie früher im Wechsel der Jahreszeiten gleichmäßig blass, rosig oder auch gebräunt – also die Haut, nicht die Seele –, so scheint sie in letzter Zeit ein Muster zu entwickeln. Es fallen mir dunklere Schatten auf. Und damit meine ich nicht die unter den Augen!

Meine Kosmetikerin, Frau Bildschön, die auch Permanent-Make-up kann, meinte lakonisch: »Ja, das sind leichte Pigmentflecken.«

»Hä? Pigmentflecken? Ich dachte, die kriegt man nur in der Schwangerschaft?«

Frau Bildschön lachte: »Nein, die kann man in jedem Alter kriegen, das hat zwar oft was mit einer Hormonumstellung zu tun, aber nicht zwangsläufig.«

»Ja, und was kann man dagegen machen?«

»Bleichen!«

Selbstverständlich hatte Frau Bildschön zufällig ein aufhellendes Serum im Schrank, das sie mir großzügig für nur 149 Euro mitgab. Eine Zwei-Wochen-Bleichkur. Gewissenhaft trug ich die Luxus-Flüssigkeit morgens und abends auf die Pigmentflecken auf. Nach zwei Wochen bildete ich mir ein, sie wären weniger sichtbar. Ich freute mich. Es lohnt sich eben doch, etwas Geld in die Schönheit zu investieren!

Bis der Göttergatte meine Brille putzte, nachdem ich behauptet hatte, eine neue zu brauchen, weil ich mit den alten Gläsern nicht mehr gut sehen könne. Frustriert stellte ich fest, dass die ungeliebten Unregelmäßigkeiten sehr wohl noch da waren. Und das Serum ging bereits zur Neige!

Also mal wieder ab in die Apotheke meines Vertrauens. Dort wurde mir eine wahre Armee an Bleichcremes vorgestellt. Offenbar ein weitverbreitetes Phänomen, solche Flecken. Fast jede Kosmetiklinie bot ein Produkt an, das ihnen unter Garantie den Garaus machen sollte.

Der Erfolg? Mittlerweile bin ich beim dritten Versuch. Fragen Sie mich noch mal nach dem Klimakterium, wenn alle Hormone umgestellt sind!

Bling, bling!

Man muss auch mal etwas Neues ausprobieren. Zum Beispiel eine neue Lippenstiftfarbe. Immer trage ich denselben hellbraunen Naturton, wie langweilig ist das denn? Angespornt von dem schmeichelhaften Rot bei meiner Hintern-Bestrahlungsbehandlung, entschied ich mich für ein klassisches, atemberaubendes Rot. Beschwingt verließ ich den Laden, um mich zu Hause sofort von der sensationellen Wirkung zu überzeugen. Beeindruckt lächelte ich meinem Spiegelbild zu – und erschrak einmal mehr: Meine Zähne, einst in frischem Weiß erstrahlend, erschienen irgendwie leicht angegilbt. Dabei putzte ich fleißig und zum Teil sogar extra mit »Whitening«-Zahncremes!

Beim nächsten Termin sprach ich meinen Zahnarzt, der mich regelmäßig mit einem wunderschönen und schneeweißen Lächeln verzaubert (später mehr dazu), auf das Problem an: »Wie machän Chie däch, dach Ihre Chänä cho weich chind?«, wollte ich wissen, seine beiden Hände und den Absaugschlauch in meinem Mund. »Ich will auch cholche Chänä habän!« Er grinste hinter dem Mundschutz: »Es ist normal, dass Zähne sich mit den Jahren verfärben. Aber Sie könnten natürlich ein Bleaching machen.«

Ein Blick in den Spiegel mit geblecktem Gebiss versicherte mir: Das kann nicht schaden! Also gebongt! Es wurde ein Abdruck gemacht (würg!) und eine Woche später konnte ich meine persönliche Bleachingschiene und ein bleichendes Gel abholen. Kosten: 160 Euro. Wurscht, ich konnte es kaum erwarten, wieder unbeschwert strahlen zu können. Seit meinem Kauf eines roten Lippenstifts hatte ich – wie einst Kaiserin Joséphine von Frankreich – nur geheimnisvoll mit geschlossenen Lippen gelächelt. Und siehe da: Der Spaß war zwar nicht billig, aber diesmal wenigstens nicht umsonst. Denn nach fünfmal Bleachen sahen meine Beißerchen aus wie frisch mit Ariel gewaschen – und der rote Lippenstift könnte auch glänzen. Wenn er jemals den Weg aus der Fehlkauf-Schublade auf die Lippen finden würde.

Botox-Alarm!

Wir saßen bei strahlendem Sonnenschein im parkähnlichen Biergarten eines Stuttgarter Nobelitalieners und waren gerade bei der Vorspeise, als meine beste Freundin Jeanette ihr Besteck zur Seite und ihr Gesicht in tausend vorwurfsvolle Falten legte. Und das mit gutem Grund: Soeben hatte ich ihr mein neuestes Geheimnis gebeichtet.

Zwei Wochen zuvor hatte ich mir nämlich eine Tüte Mut gekauft und eine renommierte Schönheitsklinik in Stuttgart betreten. Ja, ich gestehe: Ich bin unter die Botoxer gegangen! Und das kam so: Wie schon beschrieben, zeigt mir mein beleuchteter Vergrößerungsspiegel gnadenlos jede neue Falte. Nun hat zwar Brigitte Bardot mal gesagt: »Ich bin stolz auf die Falten. Sie sind das Leben in meinem Gesicht«, aber ich sehe das etwas differenzierter. Soooo viel Leben muss man jetzt auch wieder nicht sehen. Und überhaupt möchte ich ein bisschen mitentscheiden, welche Bereiche meines Lebens mein Gesicht meinen Mitmenschen verrät.

Deshalb gibt es Falten, mit denen ich ganz gut leben kann – zum Beispiel mit den sogenannten Krähenfüßen. Die vertiefen sich beim Lachen, weshalb ich behaupte, sie sind Ausdruck meines sonnigen Gemüts. Weniger schön finde ich jedoch die Falten zwischen meinen Augenbrauen. Fachleute nennen sie sehr treffend Zornesfalten. Und in der Tat: Sie geben meinem Gesicht etwas Grimmiges, was so gar nicht meiner Natur entspricht. Beziehungsweise sie gaben. Denn seit meinem Besuch in der Schönheitsklinik ist die Haut zwischen meinen Augenbrauen wieder entspannt und die Zornesfalten sind so gut wie unsichtbar. Dafür kann ich die Augenbrauen nicht mehr zusammenziehen, was mich aber nicht besonders stört. Schließlich kann ich meiner schlechten Laune auch anders Ausdruck verleihen.

Jeanette jedenfalls bekam bei meiner Beichte schlagartig schlechte Laune und überschüttete mich mit zahlreichen Wenn und Aber, unter anderem mit dem Satz: »Und ich dachte, du hast wieder zugenommen – du siehst nämlich dicker aus im Gesicht!« Och! Das mit dem Zunehmen könnte schon stimmen – denn von der Botox-Behandlung kam das dicke Gesicht mit Sicherheit nicht. Da war nicht einmal direkt nach der Spritze irgendwas angeschwollen.

Auf jeden Fall hatte sie vor meiner Beichte nicht bemerkt, dass ich »etwas hatte machen lassen« – in meinen Augen ein Zeichen für eine gelungene Behandlung. Aber vielleicht gerade deshalb nicht billig: Botoxspritze 200 Euro, Hyaluronsäure zum Auffüllen der Falte noch mal 100 Euro – macht 300 Euro und das zweimal im Jahr. Relativ kleiner Eingriff, große Wirkung! Oder, wie der Göttergatte lakonisch meinte: »Der Anfang ist gemacht!« Wie recht er hat. Da demnächst auch die Lippenfältchen fällig werden, wird dieses Vergnügen in Zukunft bestimmt nicht günstiger …

Vitamine, Vitamine

Ich war mir sicher, ich bin unterversorgt. Nein, nicht mit Nahrung, Arbeit oder gar Schuhen. Aber mit Vitaminen. In den gleichen Ratgebern und Frauenzeitschriften, die einem sagen, dass man Sport machen und sich gesund ernähren soll, steht es geschrieben: Wenn man täglich mindestens fünf Portionen Obst und Gemüse isst, moderat Sport treibt (aber ja nicht zu viel oder zu angestrengt, das raubt die wertvollen Stoffe), nicht schwanger, alt oder krank ist, nicht raucht, keinen Alkohol trinkt und nie Stress hat, dann, aber auch nur dann reichen die Vitamine, Mineralstoffe und Spurenelemente in unserer täglichen Nahrung aus. Und nein, es ist bei Weitem nicht so, dass man durch viel Essen auch viele dieser lebenswichtigen Substanzen aufnimmt. Denn – man glaubt es kaum – in unseren Lebensmitteln ist viel weniger drin als früher!

Ich fühlte mich schuldig: Ich esse oft nur zwei Portionen Obst und Gemüse, ich trinke ab und zu gern Alkohol und ich bin kein Beamter. Soll heißen, ich habe in meinem Job hin und wieder

Stress. Außerdem habe ich einen Ehemann und Männer sind per se stressig. Daraus folgt: Ich muss meinen Körper dringend mit allem Nötigen unterstützen, will ich nicht vor der Zeit krank, alt und senil werden.

Also machte ich mich an die Recherche. Wie es sich für ein im Sternzeichen Stier geborenes Lebewesen gehört, bin ich ziemlich akribisch. Ich informierte mich in Büchern, im Internet und in Zeitschriften und musste erfahren, dass die günstigen Supermarkt-Vitamine zu gering dosiert und außerdem nicht bioverfügbar seien. Deutschland sei zu streng mit den Vorschriften, in den USA und in Holland bekäme man bessere Präparate. Leider sind die nicht nur bei den Inhaltsstoffen höher dosiert, sondern auch beim Preis. Ich bestellte natürlich das Flaggschiff der amerikanischen Nahrungsergänzungsmittel-Industrie, in dem aber immer noch nicht alles enthalten ist, was mein Körper so braucht. Also noch drei zusätzliche Mittelchen. Ein Klick, bestellt! Von meiner Kreditkarte wurden über 300 Euro abgebucht. Ich erklärte mir selbst gegenüber, dass ich bei der hohen Dosierung die Packung auf drei Monate strecken könne, insofern hätte ich ein wahres Schnäppchen gemacht. Die Lieferung erfolgte prompt und völlig unkompliziert. Wirkung? Mal abwarten. Ich bin noch in der Testphase …

Klamotten-Sünden

»Ich habe nichts anzuziehen«, hörte ich mich klagen. Wenn Blicke ein Scheidungsurteil wären, wäre ich jetzt eine freie Frau. »Und was ist mit den fünf Metern Kleiderschrank, die du völlig allein belegst?«, kam auch prompt die bissige Antwort des verständnislosen Göttergatten. Pah! Der hatte ja keine Ahnung.

Von den fünf Metern passte höchstens noch ein Meter. Der Rest war – mal wieder – zu eng. Womit wir bei einem der größten Kostenfaktoren für die Best-Ager-Frau angekommen wären: Klamotten!

Coco Chanel hat es auf den Punkt gebracht: »In ihrem schönsten Kleid wird es keiner Frau zu kalt.« Kein Wunder, dass ich Hitzewellen habe, denn ich besitze viele schönste Kleider. Nun denkt ja die Im-Alter-braucht-man-nicht-mehr-so-viel-Fraktion, dass man zwar als junges Mädchen – auf der Suche nach einem Mann – attraktiv aussehen sollte. Später kann man die Sachen dann auftragen und noch später soll es angeblich ausreichen, sich in einen Kartoffelsack zu hüllen.

Pustekuchen! Erstens hat besagte Fraktion wohl nicht mit meiner Eitelkeit gerechnet. Ich bin eine bekennende Tussi. Ich will gut aussehen, auch als Best Ager! Das hab ich mir verdient! Zweitens findet mein anspruchsvoller Geschmack: Je älter man wird, desto weniger kann man billige Fähnchen tragen. Das mag jetzt durchaus subjektiv sein, aber ein qualitativ hochwertiger Stoff und ein geschickter Schnitt mogeln einfach so manches weg, was von der Natur inzwischen vernachlässigt wird und nicht mehr im Top-Zustand ist.

Drittens: Das mit dem Auftragen funktioniert in der Praxis nicht. Das Problem ist nämlich, dass die Klamotten irgendwie eingehen, wenn sie längere Zeit ungetragen im Schrank hängen. Das ist ein Fakt! Manchmal geht das sogar in rasantem Tempo vor sich: Stücke, die man am Anfang der Saison in freudiger Erwartung erstanden hat, kneifen schon bei der offiziellen Saisoneröffnung einen Monat später.

Ich schäme mich, aber ich muss es zugeben: In meinem Kleiderschrank wimmelt es von Leichen, die ich unglaublicherweise kein einziges Mal getragen habe. Manchmal habe ich sogar schon beim Kauf ein schlechtes Gefühl. Seit 20 Jahren wähle ich nämlich ambitioniert Klamotten aus, die mir in genau zwei Wochen passen, wenn ich locker-lässig-leicht fünf Kilo abgenommen haben werde. Man braucht ja einen Ansporn! Das Ende vom Lied ist, dass ich einige Jahre später, wenn ich Platz für Neues brauche, genau diese Leichen aussortiere. Und bevor die guten Stücke in den Altkleider-Container wandern, entferne ich noch das Preisschild.

Zum Ausgleich für die Leichen gibt es aber auch Lieblingsstücke, die gleich in drei Größen in meinem Schrank hängen. Besonders betrifft das Versandhandelsteile, die das Glück hatten, zu Klassikern zu werden … Soll heißen: Man konnte sie auch nach Jahren noch größer nachbestellen, wenn man aus dem Teil rausgewachsen war, das bereits vorhanden war.

Und dann findet man in meinem Kleiderschrank noch wahre Evergreens: Das sind Teile mit Stretch. Die liebe ich! Sind sie doch wohlwollend und tolerant zu meinen Formen! Sie haben aber auch einen Nachteil: Sie zeichnen jedes Röllchen ab. Und Röllchen habe ich nun mal. Genau genommen habe ich eine einzige große Rolle – den »Stau am mittleren Ring«. Da hilft nur eins, wenn man ein bisschen Kontur zeigen möchte: Quälen. Ich habe in den letzten Jahren eine ganze Garnison an Betrügereien erstanden: den Speck zusammenquetschende Hosen, die unten in den Kniekehlen und oben unter den Achseln klemmen. String-Tangas, die gleichzeitig einen flachen Bauch zaubern sollen. Also, unter uns: Der Erfolg ist minimal, denn so stabil können die gar nicht sein. Und wenn doch, drückt es mir die Luft ab und ich laufe blau an. Die neuesten, angeblich so tollen und dabei endlos bequemen Quälgeister kommen aus Amerika, werden selbstverständlich von allen Hollywood-Klappergestellen geliebt und heißen Spanx. Überflüssig zu erwähnen, dass sich auch diese in meinem Kleiderschrank befinden.

Manchmal denke ich: Wie gut es sich trifft, dass ich schon verheiratet bin! Man stelle sich das erste Date mit einem neuen Traummann vor … und beim Ausziehen mutet man ihm DIESEN Anblick zu … Wie bei Bridget Jones, über die wir noch vor Jahren herzhaft gelacht haben. Inzwischen fühle ich mit dir, Bridget!

Schuh-Mania

»Gib einem Mädchen die richtigen Schuhe und sie wird die Welt erobern.« Mit diesem Spruch der schlauen Bette Midler sind wir beim wahrscheinlich allerallerallergrößten Instandhaltungs-kostenpunkt angekommen: SCHUHE! YES!!! Hier schlägt das Herz jeder Frau höher.

Wichtig ist ja erst mal, dass man zu allem, wirklich zu jedem Anlass den passenden Schuh besitzt. In meinem Schuhschrank befinden sich circa 35 Paare der Sorte »Nur zum Sitzen ge-eignet«, mit denen ich mit etwas Glück gerade noch unfallfrei vom Parkhaus bis zu meinem Schreibtisch im Büro komme. Dazu gesellen sich weitere 25 Paare des Labels »Supergeil«, die ungetragen darauf warten, dass mich der Göttergatte einmal zu den Wagner-Festspielen in Bayreuth einlädt, Angela Merkel und Thomas Gottschalk über den Haufen fährt und einen Parkplatz direkt vor dem Eingang des Festspielhauses ergattert. Mehr als drei Schritte sind in diesen Schuhen nämlich nicht drin, sonst droht ein Oberschenkelhalsbruch.

Denken Sie jetzt, ich bin ein bisschen etepetete? Ich bitte Sie! Sie werden es kaum glauben, aber ich bin sogar für harte Arbeit ausgerüstet! Ich habe nämlich auch richtige Nutzschuhe. So ließ ich es mir beispielsweise nicht nehmen, sofort ein Paar sündhaft teure Pucci-Gummistiefel zu erstehen, als mein ehemaliger Verlobter und heutiger Göttergatte mir eröffnete, dass er ein Grundstück gekauft habe und zu bauen gedenke. Da musste man ja für die anstehende Gartenarbeit gewappnet sein. Nicht, dass ich jemals Ambitionen dazu gehabt hätte! Aber die Stiefel sind schon mal da.

Leider habe ich das Pech, mit Größe 39 genau die gängigste Schuhgröße überhaupt zu haben. Mit der Folge, dass der Schuh meiner Träume immer nur in 38 oder 40 vorhanden ist ... Aber: Da leidet man doch gerne ein bisschen! Und schmuggelt die suboptimal passenden Schuhe heimlich während der Abwesenheit des Göttergatten ins Haus, um sie Monate später erstmalig (mit schmerzverzerrtem Gesicht) zu tragen und mit Fug und Recht zu behaupten, dass man sie schon ewig besitzt.

Zurück zur Größenveränderung: Glücklicherweise macht dieses Phänomen bei den Klamotten nicht halt. Ich durfte nämlich begeistert feststellen, dass auch die Füße größer und kleiner, breiter und schmaler werden Schuhe, die gut gepasst haben, drücken plötzlich. Oder ich schlappe raus, wenn ich zufälligerweise – was seltener vorkommt – einmal abgenommen habe. Offenbar bin ich nicht die Einzige, wie mir eine Schuhverkäuferin bestätigte. Ich freue mich. Denn mal ehrlich: Gibt es eine schönere Entschuldigung, sich immer wieder neue Schuhe zu kaufen??? Das sind schließlich echte Notkäufe!

In den Schuhgeschäften meiner Heimatstadt kennt man mich übrigens. Wenn ich samstags über den Wochenmarkt gehe, kann es passieren, dass der Ladenbesitzer oder eine Verkäuferin herausstürmt und sagt: »Frau Rohrer, kommen Sie rein, die neue Paul-Green-Kollektion ist da!« Aber ich muss gestehen, untreu geworden zu sein. Zalando, eBay und andere Online-Versuchungen haben mein Herz erobert und mich süchtig gemacht. Psychisch und physisch. Mein Gehalt könnte genauso gut direkt an die Online-Firmen überwiesen werden. Der Postbote und die Hermes-Frau grinsen, wenn sie mal wieder wahre Paketberge vor meiner Tür abstellen. Und ich schreie vor Glück.

Außerdem habe ich neuerdings eine geradezu moralische Verpflichtung zum Schuhkauf: Eine Exkollegin hat vor Kurzem der Werbung abgeschworen und stattdessen ein Schuhgeschäft aufgemacht. Leider sehr exklusiv. Aber wo kämen wir denn da hin, wenn ausgerechnet ich diese nette Frau, mit der ich jahrelang bestens zusammengearbeitet habe, nicht unterstützen würde? Sehen Sie!

Übrigens kann ich gar nichts für meinen Schuh-Tick. Ich bin schlicht und ergreifend dreifach genetisch belastet. Erstens bin ich eine Frau. Und zweitens war mein Opa Schuster und drittens mein Vater Schuhdesigner und später Schuhvertreter. Ich habe also die Schuhliebe mit der Muttermilch eingeflößt bekommen. Außerdem halte ich es mit Madonna: »Schuhe sind nicht besser als Sex, aber sie halten länger!« So! Schweigt, ihr männlichen Schandmäuler!

Taschen-Tick

Last, but not least wären da noch die Folgekosten, die aus alldem zwangsläufig resultieren. Denn es ist ja so: Die Zeiten, in denen man lediglich mit einem Tampon, einem Labello, etwas Kleingeld und dem Hausschlüssel bewaffnet unterwegs war, sind vorbei. Ohne meine wachsende Hausapotheke von diversen Pflästerchen, Schmerztabletten und Globulis verlasse ich das Haus nicht mehr. Ein Erste-Hilfe-Köfferchen mit dem nötigsten Schminkzeug muss ebenfalls immer mit – man weiß ja nie, wann einen eine Hitzewelle überkommt und das mühsam aufgelegte Tages-Make-up zerstört. Auch mein häufiges Schwimmen kann äußerst kontraproduktiv sein. Manch anderer Gast fühlt sich durch mich nicht beeinträchtigt und wagt es, direkt neben mir ins Becken zu springen. Da das Gedächtnis nachlässt, brauche ich zusätzlich Kalender, Adressbuch, Notizzettel und Stifte ... und vieles mehr. Und natürlich besitze ich ein Handy – in heutiger Zeit unvermeidlich. Da ich nicht mehr so gut sehe, hat mein Handy Riesentasten und ist infolgedessen von nicht geringen Ausmaßen.

Sie ahnen wahrscheinlich, was jetzt kommt: Um all diese Helferlein des täglichen Lebens zu transportieren, bedarf es Taschen. Grooooßer Taschen. Viiiieeeel größer als früher. Und zu den Schuhen passen müssen sie außerdem. Das war Ihnen klar? Dann bin ich sicher, Sie, geneigte Leserin, werden mich verstehen und diese Ausgaben eher bei den allgemein anerkannten und nicht verhinderbaren Kosten einordnen.

Perle

Nun nützt es ja nichts, wenn man so viel Geld für die Instandhaltung ausgibt – und dann verpufft die Wirkung durch zu viel Plackerei. Arbeit kann einen nämlich ganz schön alt aussehen lassen. Und das bisschen Haushalt macht auch nicht jünger, ich spreche aus jahrzehntelanger Erfahrung. Deshalb habe ich mir schöngerechnet, dass es sich lohnt, auch zu Hause auf eine gute Work-Life-Balance zu achten und mir ein wenig Unterstützung beim Staubsaugen, Fensterputzen, Abstauben und Kloputzen zu gönnen. Schließlich kann ich in der Zeit, die ich normalerweise mit Hausarbeit verbringen müsste, ein wenig Korrektur lesen oder einen Text verfassen und damit das Geld locker wieder reinholen.

Seit einigen Jahren kommt deshalb ein weibliches Heinzelmännchen namens Hanna zu mir ins Haus. Eine wahre Perle! Und ihr Geld absolut wert. Allerdings stelle ich fest, dass sie unterm Strich eben doch ein Kostenfaktor ist. Denn ich verfasse entgegen allen Vorsätzen eher selten einen Text in der Zeit, in der sie bei mir zu Hause den Budenschwung tätigt und alles auf Hochglanz bringt. Auch das Korrekturlesen verschiebe ich meist auf die Zeit, wenn sie wieder weg ist. Stattdessen erledige ich während der Zeit wichtige Einkäufe. Natürlich nicht nur im Lebensmittelladen. Wo denken Sie hin! Ich bin schließlich praktisch veranlagt. Wenn man schon in der Stadt ist, kann man auch gleich zum Drogeriemarkt nebenan und daneben wiederum gibt es ein paar nette Boutiquen … Man gönnt sich ja sonst nix!

Fazit

Eine Runde Mitleid, bitte! Haben Sie mitgerechnet? Brille mit Gläsern circa 900 Euro, pflegende Kosmetik im Jahr circa 1.800 Euro, Friseur 12-mal im Jahr rund 1.000 Euro (ohne Shampoos, Kuren und Sonstiges …), Hinternbestrahlung 600 Euro, Malerutensilien (benutzte und Fehlkäufe) rund 1.000 Euro, Permanent-Make-up 350 Euro, Pigmentfleckencremes Stand heute 350 Euro, Beißerchen-Bleaching 160 Euro, Botox zweimal jährlich 600 Euro, Vitamine, ungefähr drei Bestellungen pro Jahr für insgesamt 900 Euro … Macht summa summarum rund 7.650 Euro im Jahr!!!

UND DANN BIN ICH IMMER NOCH NACKT! Soll heißen: Dazu kommen die laufenden Kosten für Klamotten, Schuhe, Taschen und meine Perle.

WAS? Ich soll mir das vom Mund absparen? Ja, haben Sie denn das Kapitel mit den Pfunden nicht gelesen?

Was in meiner Rechnung übrigens auch nicht berücksichtigt ist, sind die steigenden Arzt- und Medikamentenkosten. Man wird ja nicht gesünder im Alter. Und die Krankenkasse hat manchmal eigene Vorstellungen davon, was notwendig ist und gesund erhält. Also rechnen wir mal getrost noch 500 Euro obendrauf für Dinge wie Wärmepflaster, Wick MediNait, Hormone, Voltaren Schmerzgel et cetera …

Hm. Toll! Ganz toll! Bei der Gelegenheit fällt mir auf, dass bis vor ein paar Jahren definitiv der Schuhladen mein Lieblingsgeschäft war, in dem ich viel Zeit verbrachte und noch mehr Geld ausgab. Und inzwischen begrüßt man mich in der Apotheke mit strahlendem Lächeln und mit Namen. Ich glaube, ich werde alt.

19. Kapitel

DAS JAHR IN ÄRZTEN

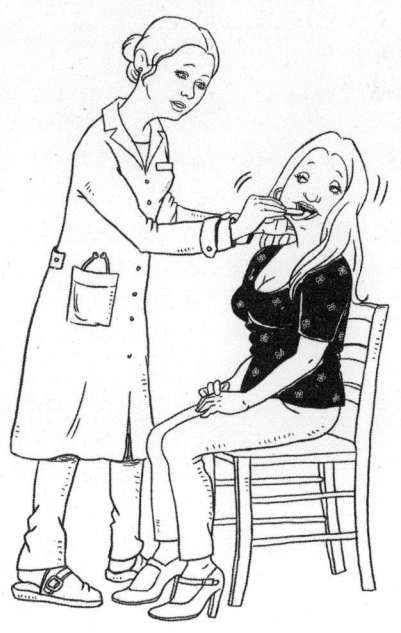

»Die Wartezeit, die man bei Ärzten verbringt,
würde in den meisten Fällen ausreichen,
um selbst Medizin zu studieren.«

DIETER HALLERVORDEN

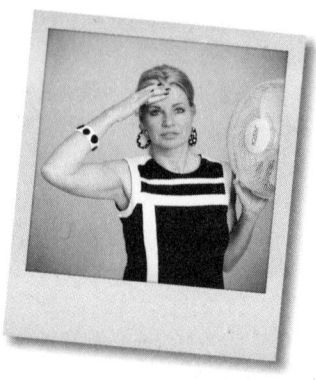

*M*an sagt ja, im Alter verrinnt die Zeit schneller. Ich wage auch diese Behauptung zu bezweifeln. Sogar als Blondine habe ich das Gefühl, sie ist unlogisch. Auch als Best Ager hat der Tag doch immer noch 24 Stunden. Die Stunde 60 Minuten. Und die Minute 60 Sekunden. Sehen Sie. Nee, ich hab da meine eigene Theorie: Erstens wird man im Alter langsamer. Das, was früher in einer Minute erledigt war, braucht jetzt mindestens zwei. Schon mal die Hälfte der Zeit weg. Zweitens: Wie wir gesehen haben, braucht man viiiiieeel mehr Zeit für die Schadensbegrenzung. Man klöppelt ja Tag für Tag ein bisschen länger an seinem Beauty-Programm. Wo früher zehn Minuten vor dem Spiegel und zehn Minuten Morgengymnastik gereicht haben, braucht man inzwischen mindestens 30 Minuten für die Pflege und muss zusätzlich schwimmen, walken, Yoga machen und so weiter, um nicht ganz aus der Form zu geraten. Und drittens: Mehr und mehr wertvolle Zeit verbringt man bei Ärzten, das frisst gleich mal TAGE des Lebens!!!

Versetzen wir uns einmal zurück in die Zeit der goldenen Jugend. Ärzte? Och nö! Wenn man sein Bonusheft zuverlässig führte und nicht zu viel Schiss hatte, ging man vielleicht zweimal im Jahr zur zahnärztlichen Kontrolle. Und eventuell zum Frauenarzt – wegen Pille und Krebsabstrich. Und der Hausarzt wurde nur im akuten Fall – Stichwort: gelber Schein – aufgesucht. Zumindest war das bei mir so.

Mit dem 40. Geburtstag und dem Abschluss einer privaten Krankenversicherung hat sich das Arztverhalten schlagartig geändert. Dabei geht es nicht nur um die Untersuchungen an sich. Mit 25 hieß es nämlich noch: »Machen Sie sich mal ganz frei!« Mit 35 sagte der Arzt: »Machen Sie sich mal obenrum frei!« Und seit ich die 40 hinter mir habe, höre ich nur noch: »Machen Sie mal den Mund auf!«

Auch die Anzahl der Arztbesuche ist stark angestiegen. Mal kurz rekapitulieren: Nach einer aufwendigen Zahnsanierung, die mich eine Zeit lang mehrmals pro Woche zum Zahnarzt führte, gehe ich zwar wieder wie früher brav zweimal jährlich zu demselben. Da hat sich also erst einmal nichts geändert. Wenn es nach ihm ginge, sollte ich allerdings viermal kommen: zweimal Kontrolle, zweimal Prophylaxe. Nun ist mein Zahnarzt ein echtes Sahneschnittchen. Insofern hätte ich ja eigentlich gar nichts dagegen, ihn viermal im Jahr zu sehen. Aber ungeschickterweise delegiert er die Prophylaxe an seine Stuhlassistentin und man kriegt ihn, wenn man Pech hat, gar nicht zu Gesicht. Außerdem habe ich leider noch andere Baustellen, weshalb ich seinen wohlmeinenden Ratschlag aus Zeitgründen bisher ignorieren musste.

Meine Frauenärztin dagegen sieht mich inzwischen wesentlich öfter als früher. Manchmal habe ich schon das Gefühl, meine beste Freundin zu besuchen, wenn ich wieder einmal vor ihrer Praxis parke. Dazu kommt der 40er-Check beim Hausarzt, der eine Reihe Überweisungen zu allen möglichen Fachärzten nach sich zieht. Da meine Krankenkasse mir einen Teil der Kosten für die notwendig gewordene Lesebrille dubioserweise nur dann erstattet, wenn ich mir diese Notwendigkeit vom Augenarzt diagnostizieren lasse und damit weitere Kosten produziere, habe ich also auch den Augendoktor in meine Rundreise mit aufgenommen. Er würde mich gerne jedes Jahr sehen und alle möglichen Untersuchungen mit mir machen. Aus Zeitmangel belasse ich es jedoch bei jedem zweiten Jahr, denn ich muss ja auch noch zum Hautarzt, die Leberflecke checken lassen.

Und ich fürchte, ab 50 wird es noch zeitaufwendiger. Denn ab diesem Alter werden Darmspiegelung und Mammografie empfohlen. Und wenn dann noch der Urologe ruft … Merke: Wir sprechen hier nur von den reinen Vorsorgeuntersuchungen, da sind wir noch nicht einmal wirklich krank!

Mein Problem ist: Ich gehe gar nicht gern zum Arzt. Ärzte verursachen mir Unbehagen. Vielleicht habe ich deshalb grundsätzlich Bluthochdruck, sobald ich eine Praxis betrete. Im Ernst: Bin ich schon froh, wenn das Blutdruckmessgerät zu Hause einmal 115 systolisch und 80 diastolisch anzeigt, schlägt der ärztliche Blutdruckmesser immer leicht Alarm: 155 zu 95 ist keine Seltenheit, was sofort einen besorgten Blick der Arzthelferin nach sich zieht sowie einen entsprechenden Vermerk in der Krankenakte.

Dazu kommt, dass ich ja selbst eine verkappte Ärztin bin. Eine weise Eule, quasi. Also, die Ärzte dürfen mich jederzeit gern konsultieren, ich sage ihnen dann schon, was sie zu diagnostizieren haben und was dagegen hilft. Selbstverständlich gilt dieses großzügige Angebot auch für alle meine Familienmitglieder, Freunde und Bekannten. Einfach fragen, ich gebe mein gefährliches Halbwissen immer gerne weiter! Aber ich warne Sie: Ich habe zu vielen Gesundheitsfragen eine eigene Meinung, die sich nicht immer mit der meiner Ärzte deckt. Ob sie richtig oder falsch ist, sei dahingestellt – aber es ist nun mal mein Körper und über den bestimme immer noch ich. Diese Klugscheißerei macht mich zu einer unbequemen Patientin, mit der nicht viele »Götter in Weiß« zurechtkommen.

Auch gehöre ich nicht zu den Leuten, die ihre Zeit gern im Wartezimmer verbringen, weil man sich dort so gut unterhalten kann. Ich habe einen Göttergatten, der netterweise ab und zu mit mir spricht – wenn er nicht gerade sein iPhone oder sein iPad in der Hand hält oder DMAX schaut. Ich bin auch nicht verkracht mit meiner Familie und das wird wohl sogar so bleiben. Denn in meiner Familie neigen glücklicherweise alle zum Geldausgeben – das heißt, es gibt nichts zu erben und deshalb ist auch kein Erbstreit zu erwarten. Meine Freunde und meine Kollegen sind ebenfalls immer bereit für ein Gespräch. Vielleicht ändert sich das ja nach diesem Buch. Aber im Moment kann ich mich glücklicherweise zu den Leuten zählen, die von sich behaupten können: Mein Bedarf an Kommunikation ist gedeckt. Also keine Notwendigkeit für längere Wartezimmer-Sessions. Aber sie lassen sich eben nicht immer vermeiden, wie Sie an meinen Erlebnissen aus dem Jahr 2011 sehen können.

Januar: Hausarzt Dr. Minipli

Das Jahr beginnt mit einem Anruf bei meinem zukünftigen Hausarzt. Oder besser: Es sollte mit einem Anruf bei meinem zukünftigen Hausarzt beginnen. Eine Woche lang ist nämlich ständig belegt oder der AB ist dran. Ich bin der Verzweiflung nahe und will mir schon einen anderen als Nachfolger für den bisherigen Arzt meines Vertrauens, der mich aus Altersgründen verlassen hat, suchen. Doch schließlich wurde mir gerade dieser wärmstens empfohlen! Nach einer Woche und einem vom Wählen wunden Zeigefinger habe ich endlich Erfolg und komme

durch. Vor Schreck über die unerwartete Stimme der Sprechstundenhilfe lege ich auf. Nach ungefähr zehn weiteren Versuchen habe ich sie erneut in der Leitung und dieses Mal bin ich
voll konzentriert. Ich erkläre, dass ich neu sei und einen Check
machen möchte. Wohlwollend bekomme ich einen Termin für
den nächsten Montag, wo ich nüchtern zur Blutabnahme erscheinen soll. Eine Woche später dann Besprechung der Blutwerte und die weiteren Untersuchungen.

Nüchtern aus dem Haus zu müssen ist mir ein Gräuel. Ich
habe Kreislauf, wenn ich morgens nicht mein gewohntes reichhaltiges kontinentales Frühstück und eine große Tasse Kaffee
zu mir nehmen kann. Zitternd und schwankend komme ich
in der Praxis an. Dem Hungertod nahe, muss ich gefühlte 100
Anmeldebögen ausfüllen und unterschreiben, dass ich sowieso
an allem, was geschehen kann, selbst schuld bin. Dann werde
ich hinter einen Vorhang geführt, wo die Arzthelferin schon mit
einer Nadel und mehreren Kanülen bewaffnet auf mich wartet.
Ich zeige mich sofort von meiner besten Seite und gebe schlau
Anweisung, welche Blutwerte ich über den Standard hinaus zu
wissen wünsche. Erstaunt fragt mich die Arzthelferin, ob ich
vom Fach sei, und stellt noch mehr dieser riesigen Kanülen
bereit. Mir wird schon bei dem Gedanken ganz schwach zumute, dass diese alle mit meinem Blut gefüllt werden sollen.
Mein selbstsicheres Auftreten verpufft mit einem Schlag. Zag-
haft bitte ich, mich hinlegen zu dürfen, was mir gönnerhaft ge-
nehmigt wird. PIIIIKS!!!

Ich muss wahrscheinlich nicht erwähnen, dass ich sofort die
nächste Bäckerei überfallen habe, nachdem ich aus der Ohnmacht aufgewacht bin.

Eine Woche später folgt die Besprechung der Blutwerte und
der legendäre 40er-Check. Dieses Mal werde ich vom neuen
Hausarzt meines Vertrauens persönlich begrüßt. Der erste Ein-

druck verblüfft: Er geht mir bis zur Brust, ist dafür aber doppelt so breit wie ich und hat eine Dauerwelle wie meine Oma in den 20er-Jahren. Aber er scheint kompetent zu sein und bespricht mit mir ausführlich meine Blutwerte – sogar die von mir gewünschten! –, mögliche Krankheitsvorgeschichten und alles, was dazugehört. Dann folgt die körperliche Untersuchung, bei der ich mich »frei machen« muss. Naturgemäß fühle ich mich eher unfrei dabei, aber es hilft ja nichts.

Wohlwollend schaut Dr. Minipli zu mir auf: »Aha, normalgewichtig!« Eine Welle der Sympathie überrollt mich. Wie freundlich ist das denn, bitte! Am liebsten hätte ich den netten, kleinen Arzt an meinen Busen gezogen und geherzt.

Dr. Minipli stellt außerdem fest, dass meine Reflexe noch funktionieren, mein Herz noch schlägt, mein Blut noch fließt und ich für mein Alter in einer guten Verfassung bin. Na also. Mein Selbstbewusstsein kehrt zurück. Altklug frage ich, ob er denn mal meine Adern per Ultraschall untersuchen könne, denn schließlich lägen Herz-Kreislauf-Erkrankungen in meiner Familie. Leider besitzt Dr. Minipli kein Ultraschallgerät, aber er hat einen Freund, den Dr. Sorgenvoll, der wäre auf so was spezialisiert. Die Überweisung folgt auf dem Fuß. Zum Abschied gratuliert mir Dr. Minipli zu meiner hervorragenden Gesundheit. Ich freue mich und verlasse beschwingt die Praxis.

Februar: Internist Dr. Sorgenvoll

Ha! Jetzt kommt mein Innerstes an den Tag. Heute ist die Ultraschalluntersuchung bei Herrn Dr. Sorgenvoll. Endlich werde ich wissen, dass mein Rotwein-Konsum geholfen hat und meine Gefäße keinerlei Ablagerungen aufweisen. Soll heißen: Die

Erblast meiner Familie wird spurlos an mir vorübergehen. Zur Sicherheit habe ich am Abend zuvor meine Adern noch mit zwei Gläsern leckerem Barolo durchgespült. Man kann ja nie wissen.

Zu meinem Ärger muss ich wieder einmal nüchtern das Haus verlassen. Nicht, dass mir das zur Gewohnheit wird! Aber ich habe keine Wahl: Die mürrische Sprechstundenhilfe erklärte mir bei der Terminvereinbarung am Telefon genervt, dass es schließlich auch um den Bauchraum ginge und ein Frühstück die Sicht behindere.

Ebendiese mürrische Sprechstundenhilfe fühlt sich nun durch mein frühes Erscheinen bei ihrem eigenen Frühstück gestört. Mit Blicken verschlinge ich ihr belegtes Brötchen, habe aber keine Chance, etwas abzubekommen. Ohne Wartezeit werde ich ins Sprechzimmer bugsiert. Der Privat-Patienten-Bonus!?

Kaum eine halbe Stunde später, die ich, von einem Schwächeanfall gezeichnet, auf dem Behandlungsstuhl verbracht habe, stürmt ein verhärmter, weiß gekleideter Herr herein. Seine Falten identifizieren ihn eindeutig als Dr. Sorgenvoll. »Ach, Sie sind ja schon da!«

»Jo«, antworte ich lakonisch auf diese intelligente Frage.

»Dann wollen wir mal.«

»Jo.«

Zuerst wird mein Bauch mit Gel eingeschmiert. Dann das Gerät aufgesetzt. Schall, schall, schall.

»Aorta frei, Magen, Milz, Galle, Darm, alles normal, keine Ablagerungen, Leber Normalgröße (hört, hört!) …«, murmelt Dr. Sorgenvoll vor sich hin. »Also, Ihr Bauchraum ist völlig unauffällig. Sie können sich wieder anziehen, dann schauen wir noch den Hals an.«

Ich entspanne mich. Mein Bauch ist also nur äußerlich meine Problemzone. Halleluja! Nun wird mein Hals mit dem klebrigen Gel eingeschmiert. Schall, schall, schall.

»Rauchen Sie?« Scharf wie ein Rasiermesser kommt diese Frage – und völlig unerwartet.

»Nein.«

»Wie ist Ihr Cholesterinspiegel?«

»Gut«, versichere ich enthusiastisch.

»Sie haben Ablagerungen in der Halsschlagader. Wir müssen dringend Ihren Cholesterinspiegel senken.«

»Warum?«, frage ich verwirrt.

»Weil Sie sonst Schlaganfall-gefährdet sind! Ich schreibe einen Bericht an Herrn Dr. Minipli, der wird Ihnen die nötigen Medikamente verschreiben. Auf Wiedersehen!«

Ich bin am Boden zerstört. Schockiert geradezu. Der Fluch der Ahnen. Also doch! Und das mir!

Zwei Tage später ruft mich ein aufgeregter Dr. Minipli an: »Ich habe ein Rezept vorbereitet. Sie müssen ab jetzt Ihr Leben lang Blutverdünner und Cholesterinsenker nehmen.«

»Warum?«

»Zur Sicherheit!«

»Aber mein Cholesterinspiegel ist doch super?«

»Ja schon, aber trotzdem!«

Trotzig frage ich noch einmal nach: »Aber das kann doch dann gar nicht vom Cholesterin kommen, wenn das immer gut war?«

»Das Cholesterin ist an allem schuld. Wir müssen auf Nummer sicher gehen«, beharrt Dr. Minipli halsstarrig.

Pah! Das lasse ich nicht auf meinem Cholesterin sitzen. Einmal mehr kommt die weise Eule durch. Als Erstes fordere ich den Bericht von Dr. Sorgenvoll an. Die zickige Sprechstundenhilfe fragt pikiert, was ich damit will, das wäre doch Ärztesprache. Arrogant behaupte ich, nicht von Doofhausen zu sein und so was sehr wohl lesen zu können. Unwillig verspricht die Sprechstundenhilfe, den Bericht zu faxen. Nach dreimaligem Nachtelefonieren und Erinnern klappt das sogar. Und Sie werden staunen:

Ich habe nicht zu dick aufgetragen! Das Wesentliche verstehe ich in der Tat. Im Bericht stand unter anderem: »Weibliche Patientin, *1964, in gutem Allgemein- und Ernährungszustand. Organe normal positioniert und von unauffälliger Größe und Struktur. In der Carotis re gr li (soll heißen: Halsschlagader, rechts mehr als links) Plaques, die das altersübliche Maß beträchtlich übersteigen. Eine Dauertherapie mit Statinen (Cholesterinsenker, Anm. d. Red.) und Aspirin 100 ist dringend anzuraten!«

Ich kann es nicht glauben. Zwar bin ich froh über meinen guten Allgemein- und Ernährungszustand, aber das mit dem Statin leuchtet mir immer noch nicht ein. Ich belese und informiere mich mal wieder und erfahre, dass das Cholesterinthema derzeit viel diskutiert wird, nicht nur zwischen mir und Dr. Minipli. Außerdem sei in Sachen Schlaganfallgefährdung eher ein Neurologe der Fachmann. Also: Eine Zweitmeinung muss her! Eine Freundin empfiehlt mir Herrn Dr. Stark. Zum Glück ist seine riesige Praxis, in der es geradezu vor Neurologen wimmelt, gleich um die Ecke von meinem Büro. Schnell einen Termin machen. Man hat ja sonst nichts vor.

März: Neurologe Dr. Stark

Ich warte. Ich warte sehr geduldig. Genauer gesagt, warte ich bereits seit zwei Stunden. Ich bin total angekekst. Weil ich nämlich bei der Arbeit gesagt habe, dass ich »mal eben einen Arzttermin gleich hier um die Ecke« wahrnehmen muss. Endlich, endlich werde ich aufgerufen. Statt Dr. Stark führt mich eine ernst dreinblickende Dame in ein kleines Behandlungszimmer, das eine gewisse Ähnlichkeit mit einer Folterkammer hat. Der Eindruck vertieft sich noch, als sie meinen Kopf befeuchtet und mir ein

Drahtgeflecht mit Elektroden aufs Haupthaar schnallt. MEINE FRISUR!!! Könnte mich vielleicht mal einer vorwarnen??? Kaum angeschnallt, beginnt das Gerät, furchterregende Geräusche von sich zu geben. Erschreckt frage ich: »Was ist denn das?«

»Das sind Ihre Gehirnströme!«

»Ach, dann haben Sie also trotz meiner blonden Haare Gehirn gefunden?« Die ernste Dame lächelt schmallippig. »Wir finden bei allen was. Und jetzt reden Sie nicht, einfach ruhig sitzen!« Derart gemaßregelt, sinke ich eingeschüchtert in meinem Stuhl zusammen. Nach einer halben Ewigkeit wird mir das Folterinstrument wieder abgenommen und ich darf mich ins Wartezimmer zurückziehen. Wo ich mich daranmache, die vierte Zeitung vom letzten Jahr zu lesen.

Eine weitere Stunde später erscheint ein Bauch in der Tür des Wartezimmers. Dem Bauch folgt ein freundlicher älterer Herr mit lockigem grauen Haarkränzchen und einem roten Gesicht, das die Liebe zu Wein und gutem Essen verrät. Sehr sympathisch! Lächelnd stellt er sich als Dr. Stark vor und bittet mich, ihm zu folgen. »Nun, junge Frau, wo drückt denn der Schuh?«, fragt er jovial. Ich erzähle meine Geschichte. Ernst schaut er mich an und teilt mir mit, dass mein Cholesterin, und sei es noch so niedrig, an allem schuld sei. Ich solle mich nicht sperren, meine Krankheit anerkennen und brav Statine schlucken. Gegen die Nebenwirkungen gäbe es schließlich auch Pillen. Vorher allerdings muss ich einige Tests bestehen. Zum Beispiel muss ich »auf dem Strich gehen«. Mich vornüberbeugen. Meinen Zeigefinger zur Nase führen. Und einmal mehr werden meine Reflexe getestet. Ich bestehe alles mit Auszeichnung. Herr Dr. Stark ist zufrieden. Auch mit meinen Gehirnströmen von vorhin. Nun möchte er gerne noch einen Ultraschall der Halsschlagader machen. Leider warten aber bereits andere Patienten, weshalb er mich an seinen Kollegen, Herrn Dr. Sträng, übergibt.

Der könne gut schallen. Dr. Stark begleitet mich ins Ultraschall-zimmer und verabschiedet sich fröhlich.

Wieder einmal warte ich – dieses Mal auf Dr. Sträng. Mit wehenden, langen grauen Haaren des Trends »Vokuhila« eilt er herbei. Es folgt die altbekannte Prozedur mit Gel und schall, schall, schall. Herr Dr. Sträng ist streng konzentriert und spricht kein Wort. Ich werde nervös. Endlich sagt er: »Se hamm hier eene Verängung.« Eindeutig aus Sachsen, der Herr Dr. Sträng. »Ober Ihr Bluud fließd gudd.«

So eine Erleichterung! »Na dann …«

»Nehm Se een Sdadiiin und een Bluudvordünner, dann könn Se hundert Johre alt wern!«, empfiehlt Dr. Sträng gönnerhaft.

»Ja, aber warum soll ich Statin nehmen, wenn die Cholesterin-werte sehr gut sind? Und warum Blutverdünner, wenn das Blut gut fließt?«, frage ich erbost.

»Weils besser is.«

»Das sehe ich nicht ein, wenn mir das keiner erklären kann!«, erwidere ich bockig.

»Se könn eem Arzt schonn was gloobn! Ober wenn Se ni wolln, isses Ihr Risigoo. Komm Se in eem halben Johr wieder zur Gondrolle!«

Fast vier Stunden für so eine Auskunft! Ich rege mich auf und gehe mit meinem Cholesterin frustriert zurück zur Arbeit. Schnell noch blicken lassen vor dem Feierabend!

April: Plastischer Chirurg Prof. Dr. Faltenreich

Klar, dass einen solche Erfahrungen mit Ärzten nicht jünger machen. Die Sorgen und Ärgernisse graben sich unerbittlich ins alternde Antlitz ein. Besonders die Zornesfalte zwischen meinen

Augenbrauen ist zu einem verbitterten Krater geworden. Natürlich könnte ich mir einen Pony wachsen lassen – wenn da nicht der blöde Wirbel wäre. Alternative: Tag und Nacht meine über 30 Riesen-Sonnenbrillen der Marke »Paris Hilton« auftragen. Oder am besten gleich die Religion wechseln und in Zukunft mein Gesicht komplett verhüllen. Irgendwie alles nicht so das Wahre. Also höchste Zeit, etwas gegen die böse Zornesfalte zu tun und Einhalt zu gebieten.

Ich habe es ja schon bei den Instandhaltungskosten gestanden: Ich botoxe.

Und ich höre jetzt förmlich die Aufschreie meiner Leserinnen und Leser, die der Meinung sind, man müsse zu seinem Alter stehen. Häufig kommen diese Aussagen übrigens von Frauen unter 30, die über Bemühungen solcher Art nur den Kopf schütteln. Die sich schon heute auf ihre zukünftigen Falten freuen, da sie dem Gesicht Charakter geben – und die diese Falten keineswegs bekämpfen werden und natürlich nie, nie im Leben irgendwelche Eingriffe an sich machen lassen würden. Wir sprechen uns in 20 Jahren wieder, meine Lieben!

Zeit, völlig gegen meine Natur ein wenig philosophisch zu werden: Wo fängt es an, dass man nicht zu seinem Alter steht? Beim Haarefärben? Beim Willen, eine gute Figur zu behalten? Beim Make-up? Beim Zähnebleachen? Beim Kleidungsstil? Oder erst bei den sogenannten »operativen Eingriffen«, egal, wie klein oder groß diese sind?

Ich bin der Meinung, jeder muss mit dem Alter und seinen Folgen umgehen, wie er das vor sich selbst verantworten kann. Für mich habe ich beschlossen: Ich möchte kein anderer Mensch werden. Und ich weiß natürlich, dass ich trotz aller Bemühungen nicht mehr jünger werde, auch wenn das eigentlich schade ist. Es sei denn … Vielleicht kann ich ja eine jüngere Version von mir im Internet von einer geheimen illegalen Seite downloaden? Geht nicht? Dann werde ich mich wohl oder übel mit vielem abfinden müssen – und auch können. Wenn ich aber das Gefühl habe, etwas verändert sich so, dass es nicht mehr zu mir und meinem Charakter passt, wenn ich beim Blick in den Spiegel nicht mehr ICH bin – dann werde ich dagegen vorgehen, und zwar mit allen Mitteln, die mir zur Verfügung stehen. So, nun wissen Sie Bescheid.

Trotz all dieser markigen Worte: Der Gang zur Schönheitsklinik war eine schwere Geburt. Lange hatte ich gezögert und den Termin mehrmals wieder abgesagt. Und zwar immer dann, wenn ich in *RTL Exclusiv* die Dämonen Hollywoods gesehen hatte. Nein, so wollte ich nicht aussehen! Um Himmels willen, dann lieber Falten … Doch wahrscheinlich – reine Spekulation – ist auch an den Damen, die wir hierzulande als »natürliche Schönheiten« preisen, lange nicht alles echt. Es ist nur dezenter gemacht als bei den einschlägig bekannten Hollywood-Mumien. Dieser Verdacht im Hinterkopf hat mich dann doch in meinem Vorhaben bestärkt.

Und dann ist es tatsächlich so weit. Wieder einmal sitze ich nervös in einem Wartezimmer. Nur ist dieses irgendwie anders als die, die ich bisher kennengelernt habe. Nicht nur, dass es das exklusivste Wartezimmer ist, in dem ich jemals warten musste. Es hat auch mehr an Unterhaltung zu bieten. Neben den üblichen Klatsch-und-Tratsch-Zeitschriften liegen jede Menge Broschüren aus, die über die verschiedensten Möglichkeiten der operativen Verschönerungskunst informieren. Zum Glück habe ich eine große Handtasche mit, denn ich stecke mir von jeder ein Exemplar ein. Man weiß ja nie.

Wenn man dazu neigt, bei Nervosität irgendetwas in den Händen zu kneten, bieten sich dekorativ drapierte Brustimplantate bestens dafür an. Vom A- bis zum D-Körbchen laden sie zum Spielen ein. Nun plane ich zwar momentan nicht, mir die Brust vergrößern zu lassen, aber die Silikonkissen ziehen mich trotzdem unwiderstehlich an. Ich schiebe mir die Exponate nacheinander in den BH und betrachte mich im bodentiefen Spiegel, der in diesem Wartezimmer der Eitelkeiten selbstverständlich nicht fehlt. Als ich beim C-Körbchen angelangt bin, räuspert sich hinter mir ein Mann. Hastig fummele ich das Kissen wieder aus meinem BH und drehe mich mit knallroter Birne zu einem mittelgroßen Herrn um, dem man die frische Haartransplantation noch ansieht. Er stellt sich als Prof. Dr. Faltenreich vor. Mein Schönheits-Doc.

Prof. Dr. Faltenreich verliert taktvoll kein Wort über mein unmögliches Benehmen in seinem Wartezimmer. Vielleicht ist er so etwas schon gewohnt? In seinem nicht minder exquisiten Sprechzimmer beleuchtet er mein Gesicht mit einer grellen Lampe, nickt wissend und nuschelt: »Da hilft nur Botox. Und bei der Faltentiefe machen wir am besten eine Kombination aus Botox und Hyaluronsäure. Da sehen Sie gleich einen Effekt und es hält eine Weile.«

Ich bin beleidigt. Was für ein unhöflicher Mensch! Ich finde, es wäre doch wirklich charmant gewesen, wenn Herr Prof. Dr. Faltenreich zu mir gesagt hätte: »Was wollen Sie denn hier, in Ihrem Gesicht gibt es doch gar keine Arbeit für mich!« Aber nee. Kein Widerspruch. Im Gegenteil – gleich das volle Programm. Wie niederschmetternd! Meine Nervosität steigt. Aber jetzt bin ich schon mal hier, nun will ich auch verjüngt und verschönt werden. Ich nicke also folgsam und begebe mich auf den Behandlungsstuhl.

Prof. Dr. Faltenreich bittet mich, böse zu schauen. Ich ziehe die Augenbrauen zusammen. Er nickt bedächtig, fährt sich mit den Fingern durchs frisch transplantierte Haupthaar und malt mit einem schwarzen Filzstift mehrere Punkte auf meine Stirn. Ich frage misstrauisch: »Ist das ein Edding? Geht das denn wieder weg?«

»Jaja. Entspannen Sie sich.«

Das Nächste, was ich sehe, ist eine große Spritze – und das Nächste, was ich fühle, sind einige kleine Pikser. »Das war schon das Botox. Jetzt kommt noch die Hyaluronsäure«, klärt mich Prof. Dr. Faltenreich auf. AUTSCH! Das ist aber kein kleiner Piks! Seien Sie gewarnt, falls Sie Ähnliches planen! Die Hyaluronsäure hat eine gelartige Substanz und braucht deshalb eine dicke Nadel. Herr Prof. Dr. Faltenreich nuschelt: »Ich geb Ihnen was zum Kühlen, dass es nicht anschwillt. Dann können Sie sich draußen wieder schminken und das war es schon. 300 Euro, bitte schön!«

Hach. Zurück im Auto, kann ich mich an meiner neuen glatten Stirn nicht sattsehen. Ständig glotze ich in den Schmink-, äääh, Rückspiegel. Ein Wunder, dass ich unfallfrei zu Hause ankomme! Ob Prof. Dr. Faltenreich eigentlich eine Haftpflichtversicherung hat für Unfälle, die nach seinen Behandlungserfolgen passieren?

Mai: der bestaussehende Zahnarzt der Welt

Sie wissen schon. Ich gehe nicht gern zum Arzt. Aber es gibt eine Ausnahme: Ich gehe gern zum Zahnarzt. Böse Zungen behaupten, ich wäre pervers. Aber ich kann das erklären: Erstens ist mein Zahnarzt kompetent. Er hat es geschafft, mir einen Backenzahn zu ziehen und ein Implantat einzusetzen, ohne dass ich eine einzige Schmerztablette gebraucht habe. Auch die Riesen-Zahnsanierung vor zwei Jahren habe ich ohne Probleme überstanden und kann seither wieder kraftvoll zubeißen. Das hat mich sehr für ihn eingenommen, denn Zubeißen ist mir bekanntermaßen wichtig. Zweitens ist mein Zahnarzt nett und öfter mal in Plauderlaune. Und drittens ist er der bestaussehende Zahnarzt der Welt. Eine Art männliche Zahnfee, quasi.

Im Wonnemonat Mai ist es endlich wieder so weit. Ich habe einen Kontrolltermin. Ehrlich: Ich bin freudig erregt. Wird es sich lohnen, dass ich mir die Beine rasiert habe? Selbstverständlich trage ich mein bestes Kleid (in schlank machendem Schwarz, mit sexy Neckholder-Ausschnitt), war frisch beim Friseur und bin sorgfältigst geschminkt, auch die neue glatte Stirn. Dummerweise ist es brütend heiß für Ende Mai. Das bedeutet, der streckende Strickmantel, den ich über dem Kleid trage, um meine angespeckten Oberarme zu kaschieren, verursacht mir Hitzewellen. Aber wer schön sein will ... Und der bestaussehende Zahnarzt der Welt soll mich natürlich von meiner besten Seite sehen.

Erzürnt muss ich hinnehmen, dass mir die ignorante Zahnarzthelferin gleich ein infantiles grünes Papierlätzchen übers Dekolleté hängt, sodass mein beeindruckender Ausschnitt verdeckt ist. Dermaßen angetan, harre ich, lasziv hingegossen im Behandlungsstuhl, der Dinge, die da kommen. Und die lassen nicht lange auf sich warten: BLING, BLING! Schneeweiße Zähne strahlen mich an. Der bestaussehende Zahnarzt der Welt stürmt dynamisch, sportlich, mit federndem Schritt und wehendem Mundschutz ins Behandlungszimmer. Wieder einmal bedaure ich zutiefst, dass dieser Mann nicht Frauenarzt geworden ist. Und wieder einmal denke ich neidvoll, dass es tatsächlich Leute gibt, bei denen die Farbe Weiß nicht aufträgt.

Der bestaussehende Zahnarzt der Welt schüttelt mir kräftig die Hand und begrüßt mich herzlich: »Ach, die liebe Frau Rohrer – wie geht es Ihnen denn?« Ich strahle zurück und denke: Der muss nichts von meinen Leiden wissen! Deshalb schwindele ich ein bisschen: »Danke, sehr gut. Und Ihnen?« Er strahlt immer noch: »Ich kann auch nicht klagen, danke schön!« Ich frage ihn naseweis nach seinem Hobby, von dem er mir bei früheren Besuchen erzählt hat – und schließlich ist es ja immer gut, wenn man Interesse zeigt. Doch ach, schlagartig verschwindet das Strahlen und ein gequälter Ausdruck huscht über das schöne Gesicht des bestaussehenden Zahnarztes der Welt: »Ich hab im Moment kaum Zeit für mein Hobby. Ich schreibe nämlich an einer Abschlussarbeit für eine Weiterbildung, die muss ich demnächst abgeben.« Mit einem für eine Blondine unglaublichen Geistesblitz frage ich aus dem Hinterhalt: »Ja, lassen Sie dann Ihre Arbeit auch Korrektur lesen???« Der gequälte Gesichtsausdruck meines Gegenübers wandelt sich in reinsten Stress: »Ja, sollte ich wohl, aber da hab ich auch noch niemanden …« Ich koste meinen großen Auftritt in vollen Zügen aus – und hoffe, dass der bestaussehende Zahnarzt der Welt die Dollarzeichen in meinen Augen nicht sieht. »Aber ja doch, wenn Sie möchten, können Sie Ihre Arbeit mir geben«, biete ich großzügig an. Er, verblüfft: »Echt, machen Sie so was?«

»Klar, das ist mein Job!«, plustere ich mich auf. Er schaut mich ängstlich an: »Das ist doch sicher sauteuer, wenn man so was Korrektur lesen lässt, oder?« Ich antworte mit Pokerface: »Schaun mer mal. Sie können mir das ja mailen, wenn Sie's fertig haben, und dann sag ich Ihnen, was es kostet.« BLING, BLING! Gott sei Dank, das schneeweiße Strahlen kehrt zurück: »Super. So machen wir's! Klasse!«

Nachdem wir uns noch ausführlich über unsere Urlaubspläne ausgetauscht haben, beginnt der bestaussehende Zahnarzt der Welt dann irgendwann auch noch mit der Untersuchung. Er freut sich über meine vorzügliche Zahnpflege. Alles supi, sieht super aus. Na ja, mir wäre es lieber gewesen, er hätte gesagt: »SIE sehen super aus.« Hat er aber leider nicht. Schade. Aber man muss ja ehrlich bleiben.

Nach der Untersuchung notiert sich der bestaussehende Zahnarzt der Welt noch meine Handynummer, damit er mich kontaktieren kann wegen des Korrekturlesens. Mit den besten Wünschen für unsere – leider nicht gemeinsamen – Urlaube verabschieden wir uns. Wie immer mit viel BLING BLING.

Was für ein schöner Zahnarzttermin! Ich bin verklärt. Der nächste ist leider erst in einem halben Jahr. Aber ich bin guter Hoffnung – denn der bestaussehende Zahnarzt der Welt will mich ja anrufen. Meine Fantasie schlägt Kapriolen. Mindestens ein romantischer Milchkaffee in der belebten Fußgängerzone meines Heimatortes müsste zur Übergabe des Dokuments doch drin sein … Und selbstverständlich würde er nach dem Milch-kaffee sofort die Blitzscheidung von seiner aktuellen Gattin einreichen und beim Diamanten-Willi, dem örtlichen Juwelier, einen Verlobungsring für mich bestellen. Trauzeugin würde meine Freundin Dagmar sein, die mit dem gut ausgeprägten Kaumuskel. (Anmerkung: Den Göttergatten hätte ich als Haus-freund selbstverständlich behalten. Aber bitte verraten Sie ihm nichts von meinen unsittlichen Gedanken!)

Nachtrag: Entwarnung für den Göttergatten, denn auf den Anruf des bestaussehenden Zahnarztes der Welt warte ich heute noch. Männer! Beim nächsten Kontrolltermin werde ich ihn mit Todesverachtung strafen!

Juni: Frauenärztin Dr. Untenrum

Nein, nein, ich erzähle Ihnen jetzt keine unappetitlichen Details. Keine Angst. Aber auf meiner Ärzte-Rundreise durchs Jahr ge-hört Frau Dr. Untenrum unbedingt dazu. Ist sie doch die Ärz-tin, die mich mit Abstand am häufigsten sieht. Das bringen die

Wechseljahre so mit sich: vermehrte Besuche beim Höhlenforscher. Ich habe, wie gesagt, eine Höhlenforscherin. Und dazu eine wirklich nette, die nicht nur nach Schema F behandelt und sich viel Zeit nimmt. Vielleicht, weil sie in meinem Alter ist und auch langsam in die Wechseljahre kommt?

Das einzige Manko an Frau Dr. Untenrums Praxis ist ihre Lage. Sie ist nämlich mitten in der Stadt – aber abseits der Hauptverkehrswege in einem gaaaaanz engen und für Blondinen geradezu unbezwingbaren Anliegersträßchen. Um dorthin zu gelangen, muss man unfallfrei um eine superenge Kurve steuern, dann unter Einsatz der Seitenspiegel vorbei am Jägerzaun zur Linken und an einer Mauer zur Rechten, bis man endlich aufatmend vor ihrer Garage ankommt, wo man parken kann. Es ist auch der einzige Parkplatz weit und breit. Wehe der Fahrerin, die hier ankommt, wenn bereits eine andere Patientin mit fahrbarem Untersatz vor ihr da war! Dann ist nämlich die Einfahrt besetzt und eine Wendemöglichkeit gibt es nicht. Das bedeutet: 200 Meter durch das enge Anliegersträßchen mit Jägerzaun zur Linken und Mauer zur Rechten rückwärts wieder rausfahren!

Sie ahnen es sicher. Mist! Vor Frau Dr. Untenrums Garage steht bereits ein mächtiges Gefährt – und ich stehe vor der größten Herausforderung des Tages. Im Schneckentempo bewege ich mich schleichend rückwärts. Zweimal muss ich zur Sicherheit aussteigen, weil ich meinen Außenspiegeln nicht traue. Oder besser meinem räumlichen Sehvermögen. Überrascht stelle ich fest, dass mein Auto nur halb so breit ist, wie ich dachte, und dass sowohl Jägerzaun als auch Mauer noch jeweils einen Meter entfernt sind. Mindestens.

Die zweite Herausforderung besteht darin, in erreichbarer Nähe einen Parkplatz zu finden. Fündig werde ich im absoluten Halteverbot – doch auf so ein blödes Verkehrsschild kann ich jetzt wirklich keine Rücksicht nehmen. Ich haste zurück zur Praxis und zu meinem halbjährlichen Kontrolltermin.

Ja, halbjährlich. Da sind wir hinterher, Frau Dr. Untenrum und ich! Die fast monatlichen Termine zwischendurch wegen akuter Leiden lasse ich in meiner Ärztedokumentation großzügig unter den Tisch fallen.

Ich werde freundlich empfangen und muss auch gar nicht warten. Denn – war ja klar! – die Fahrerin des parkenden Wagens ist inzwischen Geschichte. Ich darf also direkt ins anheimelnde Sprechzimmer. Es folgt ein Austausch über unsere Beschwerden, die inzwischen einige Parallelen aufweisen, gefolgt von einem Exkurs über Homöopathie, das zweite Standbein von Frau Dr. Untenrum. Und endlich landen wir bei den Männern, die ja an allem schuld sind (wenn es nicht gerade das Cholesterin ist!). Nach einer Stunde folgt dann die körperliche Untersuchung, deren Schilderung ich Ihnen lieber erspare. Sie wissen ja, wie's geht.

Bewaffnet mit Rezepten, guten Ratschlägen und einigen Globulis werde ich nach eineinhalb Stunden herzlich verabschiedet. Wie immer habe ich ein gutes Gefühl nach meinem Besuch bei Frau Dr. Untenrum.

Juli: Hautarzt Dr. Pelle

Mich plagt ein schlechtes Gewissen. Denn ich habe nicht auf meinen Hautarzt gehört. Ich war über das Winterhalbjahr verbotenerweise im Solarium. Und jetzt, im Sommer, genieße ich ab und zu sogar die pure Sonne. Und das trotz Leberflecken! Deshalb betrete ich heute seine Praxis mit eingezogenem Genick.

Ich darf erst mal im Wartezimmer Platz nehmen, wo ich mich sofort in einen Artikel über Nahrungsergänzungsmittel vertiefe. Zu meinem Ärger kann ich ihn nicht fertig lesen, denn nach fünf Minuten werde ich bereits in eine Kabine gerufen, in der ich mich frei machen muss.

Fröhlich und gute Laune verbreitend, betritt Herr Dr. Pelle meine Kabine und betrachtet mich fachmännisch von oben bis unten, immer auf der Pirsch nach neuen Leberflecken. Als ich mich umdrehen muss, runzelt er erwartungsgemäß die Stirn. (Nanu? Stirnrunzeln? Hatte ich soeben im Wartezimmer nicht ein Plakat gesehen mit der Botschaft, dass diese Praxis nun auch Botox-Behandlungen anbietet?) Er klopft mir auf den Rücken, wo sich direkt oberhalb des Kreuzbeins ein verräterischer weißer Fleck zeigt – der Solariumfleck, der fast alle Solariumgänger enttarnt. »Sie wissen schon, dass das für Ihre Haut gar nicht gut ist?«, fragt Dr. Pelle. »Ja, aber so ein bisschen vorbräunen für den Sommer …«, stottere ich. »Wenn Sie im Sommer die Sonne meiden, brauchen Sie auch nicht vorzubräunen. Wenn man so viele Leberflecke hat wie Sie, sollte man besser nicht in die Sonne gehen.« Herr Dr. Pelle ist heute aber streng mit mir. Ich gelobe Besserung. Dann beginnt er, mich zu fotografieren.

Es ist nämlich so: Bei meinem allerersten Besuch bei Herrn Dr. Pelle wurde mein Körper in Kleinstausschnitten geknipst. Überall da, wo ein Leberfleck zu sehen war. Und ich habe zahlreiche davon. Diese Leberflecke wurden auf das Tausendfache vergrößert, sodass Dr. Pelle sämtliche Strukturen und Gewebeteilchen begutachten konnte. Ich stand fasziniert dabei, denn für mich sahen alle gleich aus. Diejenigen unter meinen Leberflecken, die Dr. Pelle verdächtig erschienen, werden nun alljährlich erneut fotografiert und mit den alten Bildern verglichen, um zu sehen, ob sich etwas verändert hat.

Ich hasse diesen Vorgang! Nein, nein, nicht wegen der Leberflecke. Aber auf den ins Unendliche vergrößerten Bildern sieht man noch viel, viel mehr. Sogar als Laie. Die Veränderungen der Hautstruktur im Laufe der Jahre, beispielsweise. Oder einzelne Körperhaare, die ich (ihrer Länge nach zu urteilen, offenbar nicht erst beim letzten Rasieren) übersehen habe. Schonungslos kann man auf dem Hightech-Monitor mit seiner taktlosen Vergrößerungs- und Scharfstellfunktion erkennen, wie sich der Körper wandelt. Ich will es nicht verschweigen: Es ist hart.

August: Augenarzt Dr. Scharfblick

Mannomann, ist das heiß hier! Der Schweiß rinnt mir in einem schmalen, klebrigen Rinnsal aus den Haaren in den Nacken hinunter. Und dann diese Hektik! In der nicht klimatisierten Praxis von Herrn Dr. Scharfblick geht es zu wie im Taubenschlag. Das Wartezimmer ist zum Bersten voll, sogar alle Stühle auf dem Gang sind belegt. In sämtlichen Kämmerchen, in denen diverse Sehtests gemacht werden, herrscht ebenfalls Hochbetrieb und fliegender Wechsel. Manche Patienten taumeln halb blind an mir vorüber – hoffentlich nur eine Folge der Augentropfen, die bei gewissen Untersuchungen nötig sind. Auf jeden Fall muss ich mehrmals ausweichen. Als ich endlich einen Sitzplatz ergattert habe, richte ich mich auf eine längere Wartezeit ein. Mit Recht. Eine *Gala* und zwei *Bunte* später werde ich endlich ins erste Kämmerchen gerufen – zum Augendruck-Check. Dann gibt mir die Arzthelferin eine volle Agenda in die Hand, wo ich mich nun auch noch anstellen soll, bevor der Doktor mich empfangen würde.

Ich protestiere: »Ich brauche doch lediglich ein Rezept für eine neue Lesebrille.«

»Nix da, wenn Sie schon mal da sind, machen wir das alles mit!«

»So viel Zeit habe ich nicht und Autofahren muss ich auch noch – also geht das mit den Tropfen sowieso nicht. Ich möchte bitte nur kurz die Sehstärke bestimmen lassen und mein Rezept!« Giftig sieht mich die Sprechstundenhilfe an und bedeutet mir, im Flur Platz zu nehmen.

Da zwar meine Augen nachgelassen haben, mein Gehör aber noch ganz gut funktioniert, vernehme ich bald darauf ihre Stimme: »Ja, Herr Dr. Scharfblick. Das hab ich DER auch gesagt, aber DIE will ja nix machen lassen!« Wenige Minuten später steht Herr Dr. Scharfblick persönlich mit hochgezogenen Augenbrauen vor mir. »Ich höre, Sie möchten unser Dienstleistungsangebot heute nicht annehmen?«

»Nein, ich habe nicht den ganzen Tag Zeit. Ich brauche nur eine neue Lesebrille«, antworte ich maulig. Herr Dr. Scharfblick wedelt mich in sein Sprechzimmer und sieht mir tief in die Augen. »Sie sind doch Lektorin. Sie brauchen doch Ihre Augen! Nehmen Sie sich das nächste Mal mehr Zeit!«, redet er mir ins Gewissen. »Im Frühjahr habe ich für zwei Tage ein ganz tolles Gerät hier, damit kann ich schauen, ob Sie einen grünen Star bekommen. Holen Sie sich am besten gleich einen Termin!«

Der folgende Sehtest stürzt mich in tiefste Depression. Mehr als eine Dioptrie haben sich meine alten Augen in den letzten beiden Jahren verschlechtert. Den Tränen nahe, verlasse ich die Praxis. Nur meiner momentanen Schwäche ist es zu verdanken, dass ich tatsächlich einen Termin für die Untersuchung zum grünen Star mache. Und dann gehe ich schnurstracks zum Optiker meines Vertrauens, um mir eine neue, selbstverständlich sündhaft teure Designer-Lesebrille zu gönnen. Nur zum Trost, versteht sich!

September: Neurologe Dr. Sträng

Man macht sich ja schon Gedanken. Ein halbes Jahr lebe ich nun schon in dem Wissen, dass sich in meiner Halsschlagader Ablagerungen befinden. Ganz wohl ist mir damit nicht. Deshalb habe ich beschlossen, teilfolgsam zu sein. Jeden Morgen schlucke ich also mein Aspirin zur Blutverdünnung, damit das Blut im Rotwein gut fließen kann. Aber die Cholesterinsenker verweigere ich nach wie vor, da mir kein Arzt erklären konnte, warum ich sie nehmen soll. Ein Rest schlechtes Gewissen bleibt aber. Deshalb lasse ich meine Blutwerte noch einmal untersuchen. Sie sind hervorragend! Ich freue mich und sage euphorisch zu meinem bösen LDL-Cholesterin: »Brav. Aber trotzdem: Lass uns noch mal zu Dr. Stark gehen und die Halsschlagader anschauen. Mal sehen, ob sich unsere Plaques verändert haben!«

Gesagt, getan. Dieses Mal warne ich in weiser Voraussicht im Büro gleich vor, dass es länger dauern könnte, auch wenn die Praxis direkt um die Ecke ist.

Mit Fug und Recht. Denn nach einer Stunde Wartezeit werde ich entgegen jeglicher Notwendigkeit wieder erst einmal in die Folterkammer bugsiert, um meine Gehirnströme zu messen. Erneut wage ich den Widerspruch: »Warum müssen Sie das denn schon wieder tun? Da haben Sie doch letztes Mal schon nichts gefunden!« Die ernste Dame mit den schmalen Lippen antwortet streng: »Das müssen wir aber auf jeden Fall kontrollieren.« Ungewohnt sparsam kontere ich: »Aber ich will meiner Krankenkasse keine unnötigen Kosten verursachen. Ich bin hier wegen der Halsschlagader!« Die Schmallippige antwortet, sehr von oben herab: »Wissen Sie, bei so einem Befund kann sich leicht eine Ablagerung lösen und deshalb ist es wichtig, auch den Kopf regelmäßig zu kontrollieren.«

Normalerweise hätte ich mich jetzt furchtbar aufgespielt und mit Händen und Füßen gegen die erneute Zerstörung meiner Frisur gewehrt. Aber cholesterinbedingt fühle ich mich leider ein bisschen geschwächt. Kein Wunder bei so einem niedrigen LDL! Deshalb setze ich mich brav und lasse mir wie beim letzten Mal das Gerät auf den Kopf schnallen. Schall, schall, schall. Wieder ertönt das furchterregende Geräusch, das mir beweist, dass da was ist in meinem Kopf. Ich habe Hirn! Ärztlich bescheinigt. Glückwunsch! Kann auch nicht jeder von sich behaupten. Als die ernste Dame mir das Drahtgeflecht abnimmt, frage ich skeptisch: »Und? Haben Sie dieses Mal was außer Hirn gefunden?«

»Nein, alles okay!«

Szenenwechsel. Ich werde über den kilometerlangen Flur ins andere Kabuff bugsiert, in dem die Halsschlagader geschallt wird. Ich liege angespannt im Behandlungsstuhl, die Tür steht sperrangelweit offen. Ein Bauch kommt vorbei. Gefolgt vom dazugehörigen Doktor Stark. Er erblickt mich und begrüßt mich jovial: »Hallo, Frau Rohrer! Den Ultraschall macht Herr Dr. Sträng wieder. Ich hoffe, Sie verstehen, aber ich habe so viele Patienten, und nachher muss ich noch zu einem Kongress.« Großzügig erwidere ich: »Ist schon okay, der Herr Dr. Sträng hat das ja letztes Mal auch gemacht.«

»Alles Gute, dann!«, verabschiedet sich Dr. Stark. »Schönen Kongress«, wünsche ich dem sympathischen Neurologen.

Mit wehendem Haar eilt der sächsische Dr. Sträng herbei und meint: »Nu, dann wolln mer ma!«

»Nu!«, antworte ich aus Versehen, um mich gleich zu verbessern: »Gerne!«

Schall, schall, schall.

»Also, de Obloogerungn sin unvorändort«, erklärt Dr. Sträng.

»Oh, das ist ja gut!«, freue ich mich.

»Nu!«, bestätigt Dr. Sträng und schaut mich streng an: »Nehm Se denn das Aspirin?«

»Ja«, sage ich folgsam.

»Und den Cholesderinsenker?«

Ich grinse in Erwartung der Kritik: »Nein.«

Dr. Sträng zieht streng die Augenbrauen hoch: »Also, wissn Se, bei deem Bäfund …« Ekstatisch antworte ich: »Ich kann Ihnen meine Blutwerte zeigen. Ich habe extra noch einmal Blut abnehmen lassen.«

»Nu, zeischn Se mol!« Er studiert meine Laborwerte in aller Ruhe. »Nu ja, ober zur Sischerheid solltn Se doch een Cholesderinsenker nehm!«

»Warum?«, frage ich empört. »Das sind doch super Werte!«

»Nu schonn. Ober wenn man so een Bäfund hat …«

In mir regt sich einmal mehr die Renitenz: »Aber es ist doch Fakt, dass die Ablagerungen nicht vom Cholesterin kommen können. Ich hatte immer gute Werte!«

»Trotzdem«, beharrt Dr. Sträng. »Wissn Se, wenn Se keene Obloogerungen hättn. Ober bei deem Bäfund …«

Mir kommt eine Idee: »Ich nehme B-Vitamine und Folsäure, um das Homocystein zu senken. Das ist ja als einziger Wert etwas hoch.«

Dr. Sträng rollt die Augen: »Nu, ober das is doch überhaubt ni orwiesen, ob das was mit de Obloogerungen zu dun hat!«

Ich laufe zur Höchstform auf: »Es ist aber auch nicht erwiesen, ob Cholesterin etwas damit zu tun hat. Das wird doch äußerst kontrovers diskutiert!«

Dr. Sträng erstarrt förmlich: »Ober bei Ihrm Bäfund solltn Se off Nummor sischor gehn! Ober da wird do Herr Dr. Stark schonn noch mit Ihn drüber reedn.«

Ich bin erstaunt: »Ach, muss ich nun doch noch zu Herrn Dr. Stark? Ich dachte, der hat keine Zeit?«

Dr. Sträng, gekränkt: »Nu, wenn Se keene Zeit hamm ... dann rischt isch ihm das gerne aus!«

»ICH hab schon Zeit«, rechtfertige ich mich. »Aber der Herr Dr. Stark hat mir vorhin kurz hallo gesagt und gemeint, er müsse auf einen Kongress.«

»Da hat o noch Zeit«, behauptet Herr Dr. Sträng. »Ober der wird Ihn och nüscht andres sagn wie ich. Nämlisch dass bei Ihrm Bäfund ein Cholesderinsenker zur Sischerheit durschaus anzuradn wär!«

Ich atme tief durch. »Wenn das alles ist, was er mir sagen möchte, dann brauchen wir uns beide die Zeit nicht zu nehmen«, zicke ich.

Dr. Sträng wird schnippisch: »Isch werd ihn scheen von Ihn grüßen!«

»Ja, machen Sie das. Sagen Sie, wie oft soll ich denn nun die Halsschlagader kontrollieren lassen?«, frage ich eifrig.

»Nu, bei deem Bäfund ... jedes halbe Jahr!«, lautet die Empfehlung des Fachmannes. Ich beschließe für mich, dass einmal im Jahr reichen muss. Schließlich muss ich hin und wieder auch noch woandershin.

Oktober: Plastischer Chirurg Prof. Dr. Faltenreich

Dieses Mal bin ich völlig relaxt. Nach den letzten positiven Erfahrungen wage ich es sogar, den Besuch bei Herrn Prof. Dr. Faltenreich locker in meinen Tagesablauf zu integrieren. Mann, was bin ich dekadent! Botox in der Mittagspause! Und im luxuriösen Wartezimmer von Prof. Dr. Faltenreich benehme ich mich auch fast überhaupt nicht daneben. Man hat ja mittlerweile Erfahrung mit Behandlungen im Dienste der Schönheit.

Abgeklärt betrachte ich die Brustimplantate aus der Ferne und lese entspannt in der *Gala*, denn die Prospekte habe ich mir ja beim ersten Besuch bereits alle eingeschoben. Nun muss ich nur noch sparen, dass ich all diese tollen Veränderungen vornehmen lassen kann. Nur für den Fall, dass ich doch noch älter werde!

Herr Prof. Dr. Faltenreich ist gut organisiert. Seine illustre Kundschaft will offenbar nicht lange warten. Bereits nach fünf Minuten kommt er mich holen. Seine Haartransplantation ist mittlerweile angewachsen, nur noch Fachleuten wie mir fällt auf, dass da was gemacht wurde. Wie schon beim letzten Mal spricht der Professor nicht viel, ich habe irgendwie das Gefühl, dass ich für diesen Gott der Schönheit mit meinem Botox-Spritzchen nur ein kleiner Fisch bin. In fünf Minuten bin ich wieder draußen. Mit entspannter Stirn und gut gelaunt kehre ich ins Büro zurück. Und keiner merkt's. Tja, liebe Kollegen, jetzt wisst ihr's trotzdem!

November: der bestaussehende Zahnarzt der Welt

Ich bin froh, dass Winter ist. Im Winter kann man seine Problemzonen einfach besser kaschieren. Soll heißen, man kann ein figurbetontes Blüschen tragen, das lang genug ist, um den ausladenden Hintern zu bedecken. Mit langen Ärmeln, die die Winkearme verschwinden lassen. Darunter passt auch noch relativ unauffällig ein Foltergerät namens Taillenmieder, das die nicht vorhandene Taille wenigstens andeutet. In Kombination mit einer schmalen schwarzen Hose und hohen grauen Stiefeln, dem leicht solariumgebräunten Teint, der vom Friseur geglätteten Mähne, frisch entferntem Damenbart und gebleachten Zähnen bin ich also bereit, alles zu geben, was mir mit meinen 47 Jahren und circa zehn Kilo Übergewicht möglich ist.

Nein, ich habe kein alles entscheidendes Date. Zumindest nicht im herkömmlichen Sinne. Ich gehe nur zur Kontrolle zum bestaussehenden Zahnarzt der Welt. Mit dem ich im Übrigen böse bin, hat er mich doch nicht nur geschäftlich versetzt, sondern darüber hinaus meine ihm vertrauensvoll überlassene Handynummer auch privat nie gewählt. Aber man will ja trotzdem einen guten Eindruck hinterlassen. So viel zur Theorie.

Nun zur Praxis: Am Morgen des wichtigen Termins geht es mir elend. Das Raclette vom Vorabend und die drei Gläser Wein haben mir die Nachtruhe geraubt. Irgendwie ist mir kreisläufig und ziemlich kodderich! Ich erwäge ernsthaft, den Termin abzusagen. Gibt es denn etwas Peinlicheres, als dem bestaussehenden Zahnarzt der Welt über die Hände zu erbrechen? Das hat er nun doch nicht verdient, bei allem Beleidigtsein nicht!

Aber zuverlässig, wie ich nun mal bin, werfe ich mich dennoch in Schale. Das Taillenmieder gibt allerdings nur ein kurzes Gastspiel. Nach einer halben Stunde ist mir klar, dass ich darauf heute leider verzichten muss – sonst ist die Rückkehr des Frühstücks über manikürten Zahnarzthänden wirklich vorprogrammiert. Beim Schminken entdecke ich einen frischen Eiterpickel auf der Oberlippe – wahrscheinlich eine Folge des Bartentfernens. Na toll!

Pünktlich fahre ich beim bestaussehenden Zahnarzt der Welt vor. Pünktlich, aber nicht überpünktlich. Natürlich: Mist! Weit und breit kein Parkplatz. Normalerweise behelfe ich mir in einem solchen Fall mit einem einfachen Trick: nämlich die Luxusschleuder des bestaussehenden Zahnarztes der Welt – vom Göttergatten abwertend, eifersüchtig und völlig unsachlich als »schwule Prollkarre« bezeichnet – frech zuzuparken. (Ihnen kann ich es ja erzählen: Ich parke die schwule Prollkarre öfters auch zu, OBWOHL Parkplätze vorhanden sind. Nach dem Motto: Du entkommst mir nicht!) Doch das mit dem Zuparken funktioniert heute leider nicht, denn die schwule Prollkarre ist weit und breit nicht zu sehen. Der bestaussehende Zahnarzt der Welt muss zu Fuß zur Arbeit gekommen sein. Oder gar mit einem Chauffeur? Also muss ich circa einen Kilometer entfernt parken und komme dadurch – wie immer – in allerallerletzter Minute, schnaufend, abgehetzt und von einer Hitzewelle begleitet oben an. Und werde sofort ins Allerheiligste durchgewunken.

Erst macht mir die Stuhlassistentin den Zahnstein weg und beeinträchtigt damit schon mal maßgeblich mein mühsam aufgelegtes Make-up. Der Lippenstift ist so gut wie weg, die Reste sind verschmiert, der Eiterpickel leuchtet.

Da geht die Tür auf: BLING BLING – schneeweiße Zähne blenden mich, der bestaussehende Zahnarzt der Welt betritt strahlend die Bühne, streicht sich durch die sexy grauen Schläfen und erkundigt sich mit leicht heiserer und dadurch umso erotischerer Stimme nach meinem Befinden. Ich möchte schon ein laszives »Hallo« hauchen, erinnere mich aber in letzter Sekunde daran, dass ich ja beleidigt bin. So antworte ich nur nassforsch: »Gut, danke!« Der bestaussehende Zahnarzt der Welt macht sich auf, mein Gebiss zu erkunden – und erstarrt: »Da ist es ja ein bisschen wund am Gaumen. Tut das weh? Sind Sie erkältet?« Ich kann nicht verständlich antworten, denn meine kommunikativen Fähigkeiten sind durch seine Hände und circa fünf Instrumente in meinem Mund etwas eingeschränkt. Also schiebe ich seine langen, schlanken Finger und die Instrumente gereizt aus meinem Mund und erkläre, dass ich mir lediglich wegen allzu großer Gier den Schlund verbrannt hätte. Er lacht herzhaft, das Lachen mündet in einen Hustenanfall, dem wiederum ein kräftiger Nieser folgt. Ich frage misstrauisch: »Sind SIE etwa erkältet?« Er antwortet – typisch Mann – mit leidender Stimme: »Ja, ich merke das schon seit einigen Tagen und habe mich mit

Wick MediNait über Wasser gehalten, weil ich einen wichtigen Termin hatte. Aber jetzt kommt das wohl doch raus … » Ha! Wenn er denkt, dass ich ihm mitleidig über die Wange streichle und mich nach seinem Termin erkundige, hat er sich geschnitten. Ich bin beleidigt, arrogant und schweigsam! Jawoll! So sage ich nur übel gelaunt mit heimtückischem Unterton: »Dann behalten Sie Ihre Viren mal für sich, ich kann sie nicht gebrauchen!« Er lacht wieder, hüstelt aber ab sofort in die andere Richtung.

Ansonsten ist der bestaussehende Zahnarzt der Welt wieder sehr zufrieden mit dem, was er sieht. Abschließend gibt er mir einmal mehr den völlig uneigennützigen Rat, außer der halbjährlichen Kontrolle mit Zahnsteinentfernen und Polieren auch noch zweimal im Jahr zur Prophylaxe zu kommen. Ich denke: Du kannst mich mal, da krieg ich dich doch gar nicht zu sehen! Laut und cool sage ich, dass ich erst mal mit der Kasse die Kostenübernahme abklären möchte. BLING BLING – schneeweiße Zähne versuchen, mich von der Notwendigkeit dieser professionellen Zahnreinigung zu überzeugen. Strahlend verabschiedet sich der bestaussehende Zahnarzt der Welt von seiner unleidigen Patientin und wünscht einen schönen Tag. Ich wünsche dasselbe und dazu – völlig gratis, bei mir kostet ja schließlich nicht jeder Satz extra Geld – gute Besserung. Und mache meinen nächsten Termin aus – wieder im Wonnemonat Mai, wo es hoffentlich noch kühl genug ist, um das Taillenmieder endlich auszuführen.

Dezember: Frauenärztin Dr. Untenrum

Das Jahr geht zur Neige, ein Jahr, in dem viel passiert ist, darunter auch Spektakuläres. Zum Beispiel bin ich ein Jahr älter geworden. Wer hätte das gedacht? Ich war außerdem zwölfmal beim Arzt (hier sind die 27 Zwischentermine wegen akuter Wechseljahresbeschwerden bei Frau Dr. Untenrum genauso wenig mitgezählt wie der Tierarzttermin mit meiner Wasserschildkröte und die wöchentlichen Massagen bei Frau Jaknety, die dafür sorgt, dass mein Rücken sein Kreuz tragen kann). Ich war auch zwölfmal beim Friseur und habe dennoch 197 neue graue Haare entdeckt. Außerdem habe ich in diesem Jahr angefangen, einen Schönheits-Doc in meine Ärzte-Rundreise aufzunehmen. Trotzdem zähle ich zwölfeinhalb neue Falten und mein Busen ist auf der nach unten offenen Rohrer-Skala seit Januar einen Zentimeter nach unten gerutscht, was ich mit dem Lineal genauestens nachgemessen habe.

Zeit für einen versöhnlichen Jahresabschluss. (Nein, ich gehe nicht schon wieder zum Zahnarzt!) Ich mache noch mal Frau Dr. Untenrum meine Aufwartung. Ich habe nämlich eine Erkenntnis gewonnen, über die ich mich mit ihr beraten möchte. Die da lautet: Nicht das Cholesterin ist an allem schuld. Die Hormone sind's!

Frau Dr. Untenrum freut sich, mich zu sehen. Wir plaudern geschlagene eineinhalb Stunden über die Hormone und meine neue Weisheit, mit der ich übrigens nicht alleine dastehe. Wie sagte schon Kim Cattrall als Samantha zu ihren Freundinnen in *Sex and the City 2* – ein Film, den ich übrigens nie gesehen habe, aber den Spruch finde ich so gut, dass ich ihn Frau Dr. Untenrum verrate: »Denn ich werde euch durch das Menopausen-Labyrinth führen. Mit meinen Vitaminen, meinen Melatonin-Schlafbrillen, meiner bioidentischen Östrogencreme, meiner Progesteroncreme – mit einem winzigen Hauch Testosteron …«

Frau Dr. Untenrum lacht über den *Sex-and-the-City*-Satz und bestätigt mir, dass ich mich mit meinen Leiden auch im realen Leben in bester Gesellschaft befinde. Und dass sie noch ganz andere Fälle kennt. Bei der Untersuchung wird auch nichts festgestellt, was von der Norm abweicht. Ich bin beruhigt. Man macht sich ja schon so seine Gedanken bei all den Veränderungen, die man an sich bemerkt.

Frau Dr. Untenrum und ich wünschen uns gegenseitig schöne, entspannte und gesunde Feiertage. Zufrieden verabschiede ich mich bis zum nächsten Jahr.

Ich verlasse die Praxis etwas nachdenklich. Denn irgendwie wird sogar mir manchmal bewusst, dass ich mich glücklich schätzen kann. Ich bin gesund, die Plaques in meiner Halsschlagader sind lediglich ein Risikofaktor, aber sie sind noch keine Krankheit. Wenn ich Glück habe, werden sie das auch nie. Ich bin nicht hässlich, habe nur zu hohe Ansprüche. Außerdem habe ich einen guten Job und viele nette Menschen um mich. Und ich habe einen Göttergatten. Meine Probleme sind, genau genommen, hausgemachter Stress. Man sollte sich das einfach öfter mal sagen.

Aber bevor ich sentimental werde, freue ich mich erst mal auf die Weihnachtsvöllerei!

20. Kapitel

KLAMOTTEN-PANNEN

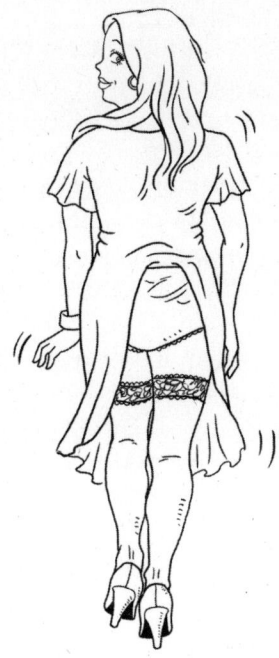

»Eine Frau sollte sich jeden Tag so anziehen,
als könnte sie ihrer großen Liebe begegnen.«
COCO CHANEL

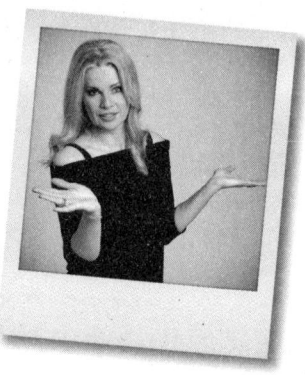

Wie Sie inzwischen bestimmt schon rausgekriegt haben, bin ich eine bekennende Tussi. Ich lege Wert darauf, einigermaßen passend und gut gekleidet zu sein. Deshalb überprüfe ich mein Äußeres grundsätzlich auf Vorzeigetauglichkeit, bevor ich aus dem Haus gehe – und sei es auch nur zum Bäcker. Erst recht gilt das, wenn ich mich auf den Weg zur Arbeit mache. Ich bemühe mich stets, meinen Kolleginnen und Kollegen einen Anblick zu bieten, bei dem sie sich nicht mit Grausen abwenden müssen. Ich finde, sie haben ein Anrecht darauf.

Aber auch ich bin nicht unfehlbar! Wirklich nicht!

BH als Halsschmuck

Das wurde mir das erste Mal im zarten Alter von zwölf Jahren klar. Ich gehörte ja peinlicherweise zu den früh entwickelten Mädels. Soll heißen, ich hatte mit zwölf schon Busen. Und ich schämte mich entsetzlich dafür, denn die meisten anderen Mädels hatten noch keinen. Folglich nervte ich meine Mutter damit, dass ich dringend einen BH brauchte. Sie hatte ein Einsehen und ging mit mir in das einschlägige Geschäft unseres Dorfes, in dem von Kohlköppen über Haushaltswaren bis hin zur Kittelschürze alles verkauft wurde, was sich nicht wehrte. Unter anderem waren das eben auch Wäsche und Miederwaren.

Die Beratung war trotz des breiten Angebotsspektrums sehr fachmännisch: Die Besitzerin des Ladens riss bei jeder Kundin, unabhängig von Alter, Schamgefühl und weiterer anwesender Kundschaft, ohne Vorwarnung den Vorhang der Umkleidekabine auf und überzeugte sich persönlich vom Sitz des jeweiligen Teils. Zur Not wurde auch mal Hand angelegt und alles »zurechtgeschüttelt«. Ganz nach dem Motto: Was nicht passt, wird passend gemacht! Doch ich schweife ab. Lange Rede, kurzer Sinn: Ich bekam meinen ersten BH!

Erinnern Sie sich noch an die BHs von früher? Sie hießen »Einer für alle« und waren für A- bis G-Körbchen geeignet, weil sie zwar nichts formten, sich aber super anpassen konnten. Sie waren optimal für junge Mädels wie mich, da sie mit dem sprießenden Busen mitwuchsen. Und sie hatten einen sehr einfachen Verschluss: keine Häkchen, sondern lediglich zwei Teile, die man ineinanderstecken musste – so, wie man es teilweise noch von Bikini-Oberteilen kennt. Genau so einen BH nannte ich nun stolz mein Eigen. Bis ich die Nachteile dieses ach so einfachen Verschlusses kennenlernte.

Denn die Jungs in meiner Klasse fanden BHs natürlich ebenfalls hoch spannend. Sie machten sich einen Heidenspaß daraus, diese im Vorbeigehen oder auch im Unterricht von hinten zu öffnen. Dabei entwickelten sie eine beachtliche Fingerfertigkeit. Schnipp – offen war das Teil! Großzügigerweise hoffe ich, dass die Übungen an MEINEM BH meinen männlichen Klassenkameraden im späteren Leben Tür und Tor zu den Frauenherzen geöffnet haben … Damals fand ich es jedenfalls eher nervig. Ständig schnippte es im Rücken, ständig war das blöde Teil offen. Manchmal aber auch nicht, denn die Jungs übten ja noch und schafften es nicht jedes Mal auf Anhieb.

Eines Mittags – ich saß in der ersten Streberreihe – war ich peinlich berührt von dem stieren Blick meines Mathelehrers. Ständig starrte der mir in den Ausschnitt! Waren wir hier vielleicht bei *Reifezeugnis*, oder was? Vorlaut fragte ich, was es denn da zu glotzen gäbe. Im Nachhinein muss ich dem guten Mann heute noch meinen Respekt dafür aussprechen, dass er nicht über beide Ohren grinste, als er mir riet, mal eben zur Toilette zu gehen und in den Spiegel zu schauen. Hoch erhobenen Hauptes verließ ich das Klassenzimmer, begleitet vom Gejohle der männlichen Mitschüler. Vor dem Spiegel der Toilette erstarrte ich: Mein »Einer für alle« hing mir locker und gut sichtbar oben im Ausschnitt! Und ich dachte, die Jungs hätten es dieses Mal nicht geschafft ...

Natürliche Eleganz

Auch im Juni vor zwei Jahren gab's so eine kleine Klamotten-Panne, als ich ausnahmsweise mal irgendwie in Gedanken war. Ich schminkte mich mechanisch, denn wenn man sich seit 30 Jahren gleich schminkt, muss man sich ja nicht mehr so konzentrieren. Ich stylte meine blonden Locken und zog eine neue rote Tunika an, passend zu meinen neuen roten Pumps. Ohrringe, Armreif, Sonnenbrille und das passende Handtäschchen machten den Look vollkommen. Stilsicher, geradezu glamourös, fuhr ich also zur Arbeit.

Bereits auf dem Weg vom Parkhaus ins Büro fiel mir auf, dass mich entgegenkommende Passanten irritiert musterten.

Arrogant warf ich den Kopf zurück und dachte mir meinen Teil. Unsere Empfangsdame grüßte freundlich, blickte mich aber ebenfalls etwas seltsam an. So wie überhaupt alle, an denen ich vorbeischritt. Langsam war mir unwohl zumute. War meine Wimperntusche verlaufen? Hatte die neue Tunika Löcher? Endlich kam Kollegin Claudia, die ich auch schon seit 20 Jahren kenne, zu mir an den Platz und fragte leise: »Sag mal, was hast du denn heute für eine Hose an?« Ich sah an mir herunter und erstarrte.

Die Hose war weit. Schwarz. Mit drei weißen Streifen an jeder Beinseite. Und sie war aus weichem Sweatstoff. Verdammte Axt! Adidas-Jogginghose zur Tunika ist irgendwie nicht so der Brüller.

Stöckel, stöckel

Bestimmt kennen Sie die auch. Ich meine diese hundsgemeinen, mit Sicherheit von männlichen Städteplanern und Architekten erfundenen High-Heels-Fallen. Kopfsteinpflaster gehört zum Beispiel dazu. Ich kann noch so vorsichtig und entengleich waten, mein Stöckel landet mit tausendprozentiger Sicherheit und garantiert immer ZWISCHEN den Pflastersteinen. Aufgrund meines Gewichts meistens auch noch recht tief, sodass die Absätze nach ihrer Befreiung nur noch bis zur Hälfte mit Leder bezogen sind. Eine ganz blöde Stelle zum Reparieren übrigens! Meistens hilft nur noch der fachgerechte Einwurf in den Schuh-Container.

Noch gemeiner als Kopfsteinpflaster sind aber diese neumodischen Eingangsbereiche, die aussehen wie Schuhabstreifer mit Rillen. So einen haben wir bei uns im Bürogebäude. Er soll wohl dazu gut sein, dass man im Winter die Schuhe bereits hier abtropfen lässt, bevor man den glatten dunkelgrauen Steinboden betritt, Schnee- und Salzspuren hinterlässt, auf denen man ausrutschen und sich die Knochen brechen könnte. Aber glauben Sie mir: Der Rillen-Eingangsbereich tarnt sich nur als Helfer. In Wirklichkeit ist er ein Killer!

Diabolischerweise zeigte unser Eingangsbereich genau an dem Tag sein wahres Gesicht, an dem abends ein wichtiges Kundenessen stattfinden sollte. Deshalb quälte ich mich am Morgen in besonders schicke High Heels und stöckelte vorsichtig vom Parkhaus über das Kopfsteinpflaster zum Büro. Ich schaffte es tatsächlich, ausnahmsweise einmal NICHT hängen zu bleiben, und war furchtbar stolz auf mich. Selbst das Überqueren der Straßenbahnschienen hatte ich unfallfrei hinter mich gebracht und wähnte mich folglich in Sicherheit. Dynamisch öffnete ich die Tür zum Bürogebäude, dynamisch trat ich ein – und wurde abrupt in meiner Dynamik gebremst. So plötzlich und spontan, dass ich vornüber kippte. Ich fiel direkt in die Arme meines zwei Köpfe kleineren Chefs, der soeben das Haus verlassen wollte.

Sie ahnen es vielleicht bereits: Ich war mit beiden Stöckelabsätzen GLEICHZEITIG in den Rillen des Eingangsbereichs stecken geblieben. Und zwar so tief, dass ich die Schuhe gar nicht mehr rausbekam. Einzementiert unter der Wucht von mehr als 70 Kilo! Nachdem mein Chef mich hilfsbereit wieder hoch gehievt hatte, musste ich erst mal aus meinen Schuhen heraussteigen. Mit vereinten Kräften zerrten und zogen wir an den High Heels, bis wir sie endlich aus den Rillen befreit hatten.

Aber leider nur teilweise. Der eine Schuh war gänzlich Stöckel-amputiert. Der Absatz würde heute noch dort stecken, gäbe es nicht die Hausverwaltung und fähige Handwerker. Der andere Absatz hing zwar noch am Schuh, aber vom Lederbezug war nicht mehr viel zu sehen. Sie verstehen sicher, dass es unter solchen dramatischen Umständen eines panikartigen Abstechers ins Schuhgeschäft wegen eines absoluten Notkaufs bedurfte. Denn schließlich kann man keineswegs dem Kunden so unter die Augen treten.

Rock in der Falle

Ich freute mich! Es war Christel und mir gelungen, bei eBay Karten für ein Konzert des Stargeigers David Garrett zu ersteigern. Und zwar in der zweiten Reihe, direkt vor der Bühne. Was für ein Glück! Wir stehen beide auf David Garrett und nun konnten wir ihm so nah sein! Womöglich …? Man wird ja noch träumen dürfen!

Aufgeregt überlegten wir, was wir an dem großen Abend anziehen könnten, damit Herr Garrett uns auch ja nicht übersah. Ich entschied mich für ein rotes Sommerkleid, Christel für ein Ensemble in Weiß. So hofften wir, im dunklen Konzertsaal zu leuchten.

Am Tag des Konzerts war es trotz Frühling leider etwas frisch. Ich musste mein Sommerkleid mit einer Jacke sowie einer Strumpfhose ergänzen. Und wenn schon Strumpfhose, dann kann man ja gleich eine tragen, die ein bisschen formt. Mit eingebautem Mieder, quasi.

Ich behaupte mal selbstbewusst, ich machte an diesem Abend eine gute Figur. Herr Garrett ließ sich zwar von meinem Anblick nicht ablenken, aber er beklagte sich auch nicht. Ehrlich gesagt, beachtete er mich nicht einmal dann, als ich nach der Pause von der Toilette zurückkam. Hektisch und buchstäblich in letzter Minute, weil vor der Damentoilette wie immer eine

Riesenschlange war, huschte ich zurück an meinen Superduper-VIP-Sitzplatz in Anhimmel-Reichweite zur Bühne. Mein Einzug wurde begleitet vom ersten Ton von Beethovens *Kreutzersonate* und Christels Kichern. »Zieh mal dein Kleid aus der Strumpfhose, das sieht irgendwie scheiße aus«, tuschelte sie mir ins Ohr. Ach, du liebe Güte! Wie peinlich war das denn! Bei all den Mühen hatte ich das nicht verdient. Den Rest des Abends leuchtete ich mit Sicherheit im dunklen Saal – aber nicht mehr durch das Kleid, sondern mit meiner Schamesröte!

21. Kapitel

ICH BIN EIN TECHNISCHES GENIE!

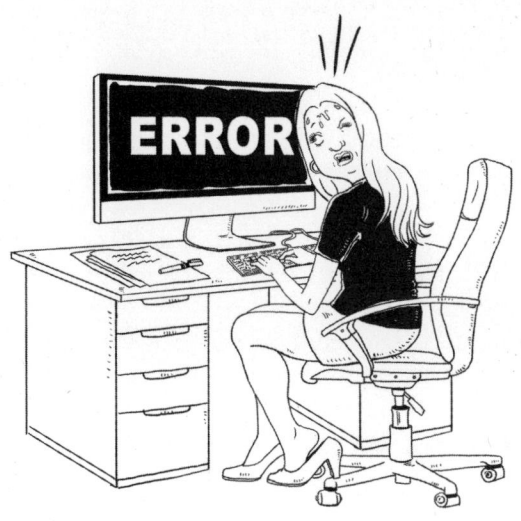

»Das Übel kommt nicht von der Technik,
sondern von denen, die sie missbrauchen –
mutwillig oder auch fahrlässig.«
JACQUES-YVES COUSTEAU

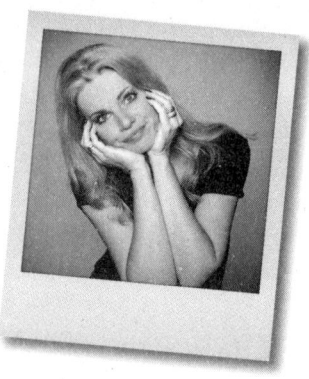

*I*ch bin ja jetzt 48. Das soll heißen, ich erinnere mich an Zeiten, in denen es noch kein Internet gab. Ungelogen! Meine Jugend musste ich sogar ohne Handy verbringen. Ich kann Ihnen Unglaubliches verraten: Das war möglich! Und irgendwie ist es prägend. Bis heute habe ich ein eher gespaltenes Verhältnis zur Technik. Überhaupt finde ich: Technik wird total überbewertet. Ich bin da nämlich ein Revoluzzer!

So kommt es, dass ich Termine immer noch per Hand in dafür vorgesehene dicke schwarze Bücher eintrage, die man früher Kalender nannte. Ich mache das, weil ich dem Outlook in meinem Computer sehr misstrauisch gegenüberstehe. Keineswegs will ich ein wichtiges Date verpassen, nur weil die Erinnerungsfunktion in meinem Outlook versagt. Oder womöglich bin ich gerade zufällig nicht vor dem Rechner, wenn Outlook mich an dieses wichtige Date erinnern will. Nee, nee – ich schreibe meine Termine schön von Hand auf, um sie dann mindestens zehnmal mit einem dicken schwarzen Stift durchzustreichen und zu verändern. Weiß ich, ob der Computer mit dieser Art der Terminführung umgehen kann? Und: Ich gestehe, immer noch nicht bei Facebook zu sein. Ich würde es ja gern aufs Alter schieben, wenn ich nicht eine Menge Leute kennen würde, die noch älter sind als ich und eifrig liken, posten und Freunde sammeln. Also, mir ist das unheimlich. Ich mag meine Freunde zum Anfassen, nicht virtuell. Und mir genügt auch eine Handvoll von ihnen, ich brauche keine 200. Außerdem wüsste ich gar nicht, was ich in so ein Social-Media-Profil reinschreiben sollte – als Verfechterin von Datenschutz und Co.! Schließlich gehöre ich der Generation an, die seinerzeit gegen die Volkszählung protestiert hat … wegen dem gläsernen Bürger, Sie wissen schon.

Eine weitere technische Herausforderung sind für mich Navigationsgeräte. Nachdem ich vor Jahren mein Auto mit einem solchen aufgerüstet hatte, stand ich vor einem ernsthaften Problem: Das Gerät kapierte nie, wo ich hinwollte. Seither lasse ich den Göttergatten meine Ziele eingeben, wenn ich dann doch mal in eine Gegend muss, wo ich mich nicht auskenne. Ich würde sonst Gefahr laufen, über die Minenfelder Kroatiens nach Dresden zu fahren oder im Spielerparadies Las Vegas zu landen, wenn ich einen Termin in Köln habe.

Aber dennoch musste ich mich wohl oder übel ein Stück weit mit der Technik anfreunden. Ich kann heute zum Beispiel tatsächlich einen Computer anschalten (wenn mir jemand zeigt, wo der Knopf ist) und sogar etwas darauf schreiben. Allerdings bin ich nach wie vor ein reiner Anwender – wenn der Computer nicht planmäßig hochfährt, ein Update braucht oder gar abstürzt, schreie ich laut um Hilfe. Zum Glück haben wir sowohl im Büro als auch im Freundeskreis entsprechende Fachleute. Danke an dieser Stelle!

Absolut aufgeschmissen bin ich folglich auch, wenn es darum geht, ein technisches Gerät zu kaufen. Die Beratung in den Fachgeschäften macht mich fertig. Ich bin nämlich eine Kundin, die in den Laden geht und sagt: »Ich will ein Handy, mit dem ich telefonieren kann.« Und ich verlasse das Geschäft hoch zufrieden, wenn der Verkäufer wissend nickt und mir ein Gerät in die Hand drückt, das wenige, aber dafür große Tasten hat. Auf keinen Fall will ich wissen, was das Gerät außer telefonieren noch alles kann. Am Ende muss ich das dann auch alles können – und benutzen!

Dennoch habe ich mir zum letzten Geburtstag nach langem Zaudern ein iPhone gewünscht. Jahrelang habe ich mich dagegen gewehrt und mich arrogant aufs Telefonieren und Simsen beschränkt, weil mein altertümliches Handy sonst nichts konnte. Genau wie ich eben. Gerade weil wir uns so ähnlich waren, mein altes Handy und ich, habe ich das Teil heiß und innig geliebt und viel Spott ertragen. Doch nun hat bei diesem mindestens zehn Jahre alten Gerät auf einmal nicht nur der Akku, sondern auch die Tastatur geschwächelt – und es hat unter den bitteren Tränen seiner Besitzerin seinen verdienten Platz im Handy-Museum erhalten.

Trotzdem haderte ich mit mir, ob ich wirklich ein so teures Smartphone bräuchte. Ich könnte doch vielleicht im Internet ein identisches Museumsstück wie mein bisheriges geliebtes Handy ersteigern, nur mit neuem Akku und funktionierender Tastatur? Bei technischen Dingen bin ich nämlich sparsam. Ich ließ mich erst zum iPhone überreden, als mir versierte iDioten vorwarfen, den Anschluss komplett zu verpassen und irgendwann nicht einmal mehr einen Herd anschalten zu können, wenn ich mich nicht etwas fortschrittlicher zeigen würde. Außerdem wurde mir versichert, dass dieses »Telefon« (in Anführungszeichen, weil das Telefonieren bei diesem Multitalent ja die unwichtigste Funktion ist) absolut blondinensicher sei.

Ich gestehe Ihnen was: von wegen blondinensicher! Ich bin völlig überfordert. Nicht nur, dass ich es bis heute nicht geschafft habe, bei meinem iPhone die Mailbox einzurichten. Ich rufe außerdem ständig beim ersten eingespeicherten Kontakt mit »A« an, weil ich mit der Touchscreen-Tastatur auf Kriegsfuß stehe. Hallo? Ich habe schließlich das Tippen noch auf einer mechanischen Schreibmaschine gelernt, da ist man es nicht gewohnt, dass etwas nur beim soften Drüberstreichen funktioniert. Da hat man noch Kraft in den Fingern und ist nicht so verweichlicht! Aber dennoch: Entschuldigung, Frau Adam mit A, dass Sie völlig unschuldig mein erster eingespeicherter Kontakt waren und deshalb dauernd von mir angebimmelt wurden! Ich habe Ihnen nun einen erfundenen Kontakt mit dem Namen »Ach, Sie schon wieder« vor die Nase gesetzt, um diese Störungen zu unterbinden. Und irgendwann werde sicher auch ich mich an die Touchscreen-Technik gewöhnen …

Sehr blamabel war es auch, als ich letztes Jahr meine geliebte Weihnachts-Deko mit neuen Lichterketten ergänzen wollte. Jaaaa, davon kann man nie genug haben! Ich kaufte sehr trickreich ein: Eine Lichterkette mit mehreren einzelnen Ketten, die allerdings nur einen einzigen Stecker hatte, sollte den Tannenbaum schmücken und mein Auge mit heimeligem warmen weißen Licht erfreuen, wenn ich gemütlich in meinem neuen ergonomischen Sessel saß. Kunstvoll drapierte ich die Kette um den schönen Weihnachtsbaum, den der Göttergatte unter meiner Anleitung genervt gekauft, geschleppt und im Kofferraum transportiert hatte und dessen Nadeln er nun einzeln aus Letzterem entsorgte. Pingelig, wie er eben ist.

Nach liebevoller Weihnachtsbaum-Schmückzeremonie steckte ich also erwartungsvoll den Stecker in die Steckdose. Und es passierte – nichts. Ich war entgeistert. Hatte ich mir etwa einen Mist andrehen lassen, womöglich vom letzten Jahr und schon längst abgelaufen oder gar kaputt? Sie wissen schon: Beim Thema Weihnachten verstehe ich keinen Spaß! Da bin ich Perfektionistin! Aber: Haben Sie schon mal eine Lichterkette von einem Christbaum wieder abgewickelt? Ein absolutes Frust-erlebnis, sage ich Ihnen! Da braucht man Geduld und die ge-hört nun wirklich nicht zu meinen besten Eigenschaften. Unter herbem Nadelverlust, vielmaliger Verhedderung der einzelnen Ketten und lautem Fluchen hatte ich Stunden später die Lichter-kette wieder im Karton verstaut. Äußerst missgelaunt fuhr ich zurück ins Geschäft, schnappte den Verkäufer am Schlafittchen und reklamierte meinen Kauf aufgebracht. Mit gerunzelter Stirn packte der Verkäufer die Lichterkette aus, betrachtete sie und überprüfte die Funktionalität, indem er sie in die Test-Steckdose steckte. Und – jetzt kommt's! – einen Schalter anknipste, den ich bisher völlig übersehen hatte. Ein Licht ging mir auf: Die Lichterkette leuchtete in wunderbar warmem Weiß.

In diesem Geschäft kann ich mich natürlich nicht mehr blicken lassen. Aber direkt nebenan ist ein Technikmarkt. Heißa! Um dem Göttergatten einen Gefallen zu tun – Sie wissen schon, wegen der Casting-Shows! –, wollte ich mir neulich einen eigenen Fernseher kaufen. Ich tat das heimlich und ohne den Göttergatten, denn er hätte aus Sparsamkeit bestimmt be-hauptet, der Trend ginge gar nicht zum Zweitfernseher und der Kauf wäre unnötig. Man muss Männer ja ab und an zu ihrem Glück zwingen. Jedenfalls betrat ich forsch und selbstbewusst den Laden – und hatte ein Erlebnis der dritten Art. Der Ver-käufer wollte mich offenbar mit seinem Fachwissen in die Flucht treiben: »Plasma oder LCD?«

»Jo.«

»Energieeffizienzklasse, Bildschirmdiagonale, Stromver-brauch im Stand-by, Pixelauflösung horizontal und vertikal, Full HD, Netzwerk- und 3-D-Fähigkeit, Clear Voice, HDMI, Anzahl Scart- und USB-Anschlüsse, Common Interface, was ist Ihnen denn wichtig?«, ratterte der pickelige Schnösel herunter. Hä? Ich hatte das deutliche Gefühl, mich nicht auf heimischem Boden zu befinden, sondern in ein Land geraten zu sein, in dem sie eine mir nicht geläufige Sprache sprechen. Technisch, genau gesagt.

Eingeschüchtert verließ ich den Laden. Und bestellte bei Otto den größten Fernseher mit dem schönsten Design, den der On-line-Shop zu bieten hatte. Keine Ahnung, was der alles kann. Aber wissen Sie was? Das ist mir völlig wurscht! Wichtig ist: Er zeigt mir alle meine Casting-Shows! Denn ich kann mit einer einzigen Fernbedienung ohne Probleme wählen zwischen ARD, ZDF, SAT1, RTL, VOX und Pro 7. Ich bin nämlich doch ein technisches Genie, muss ich hier mal preisgeben.

MÄNNER!

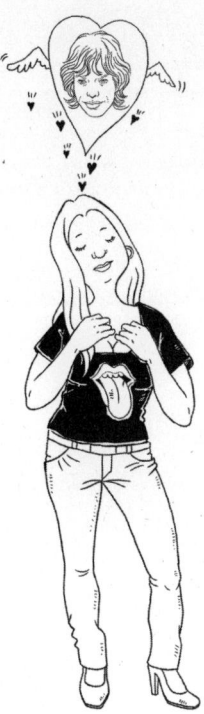

»Mit Sex bin ich durch. Ich habe keine Lust mehr.
Ich bin aus dem Alter raus, bin froh,
dass das alles hinter mir liegt.«

NINA HAGEN

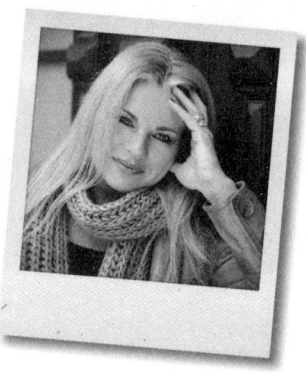

Ich gräme mich. Ich erzähle Ihnen auch, warum. Und zwar bin ich gestern an einer Baustelle vorbeigelaufen – und keiner hat mich beachtet! Und das, obwohl ich gerade beim Friseur und auch noch sehr schick angezogen war.

Doch, wirklich. Ich merke seit geraumer Zeit: Das mit den Männern kann ich mir abschminken. Völlig egal, ob ich gerade einen Pickel habe, einen Minirock trage oder direkt von Herrn Prof. Dr. Faltenreich komme und mein Gesicht glatt wie das einer 17-Jährigen erstrahlt: Sie glotzen nicht mehr. Sie pfeifen auch nicht mehr. Nicht einmal die Bauarbeiter oder die Lkw-Fahrer. Ich bin als Frau unsichtbar geworden. Zum Neutrum, quasi. Einfach so.

Kluge Köpfe haben das ja schon immer gewusst. Der Dichter Heinrich Zille kalauerte: »Wenn die Frauen verblühen, verduften die Männer.« Und die große Jeanne Moreau sprach sehr wahr: »Frauen fürchten nicht das Alter. Sie fürchten nur die Meinung der Männer über alte Frauen.« Hätte ich mal besser auf die beiden gehört, dann wäre ich vielleicht jetzt nicht so überrascht.

Das Fatale ist nämlich, dass man in jüngeren Jahren als Blondine zugegebenermaßen immer relativ viel Aufmerksamkeit bekommt, zumindest in der oben genannten Zielgruppe. Was habe ich mich künstlich aufgeregt, wenn mein Passieren einer Baustelle von schrillen Pfiffen vom Gerüst herab begleitet wurde – oder von einer animierenden Vor-und-zurück-Bewegung der Hüften und einem einladenden »Hey, Schatzi, du wolle?«! Oder wenn ein Lkw-Fahrer mich zu Tode erschreckte, weil er meinte, seine Anerkennung durch lautes Hupen und wildes Gestikulieren, das Brüste darstellen sollte, kundtun zu müssen!

Tja. Schön war's. Inzwischen ist mir sogar die Möglichkeit genommen worden, mit erhobenem Haupt und arrogant zurückgeworfenem Haar »nein, danke« zu sagen. Für Frau Ü40 bleibt nur noch übrig, ein bisschen nachzuschwitzen. Und sich schadenfroh darüber zu amüsieren, wenn die dreijährige Tochter meiner Freundin mit glockenheller Kinderstimme lauthals einem wildfremden Mann hinterherkräht: »Der hat bestimmt einen ganz kleinen Penis!«

Nun könnte ich mich natürlich an der ignoranten Männerwelt rächen, indem ich das Thema Männer feige ausklammere und behaupte: Och nööööo. Ich bin ja verheiratet. Deshalb hab ich zum gemeinen Dreibein sowieso gar nix zu sagen. Aber auch wenn wir Frauen es ungern zugeben: Eben dieses hat halt doch einen gewissen Stellenwert im Leben einer Frau. Sogar, wenn Letztere verheiratet und altersmäßig schon jenseits von Gut und Böse ist. Irgendwie hört es nie auf, dass Mann ein Stück weit zum Wohlbefinden und Selbstbewusstsein der Frau beiträgt. Außerdem: Es gibt doch noch Situationen, in denen ich beachtet werde. Zwar selten und eigentlich nur, wenn ich knalliges Rot trage (haben Sie's gemerkt? Ein echter Geheim-Tipp!), aber immerhin. YES! Und genau aus diesen Gründen kann das Thema Männer auch nicht ausgelassen werden, sondern es schreit geradezu nach einer Aufarbeitung!

Obwohl! Mal angestrengt nachdenken: Wann hat denn eigentlich das letzte Mal ein Mann versucht, mich anzumachen? Ich meine, abgesehen davon, dass vor zwei Jahren so eine Flitzpiepe im Stau meinte, sich zu meinem 55. Geburtstag einladen zu können, weil er davon ausging, mein Autokennzeichen mit den beiden Fünfen würde für mein Alter stehen. Oder davon, dass mich ein pubertierender Jüngling fragte, ob er auf mir altem Gaul das Reiten lernen dürfte. Und dann gab es natürlich noch die Episode auf dem Weindorf im letzten Jahr, als sich ein Mann von meinen langen blonden Haaren täuschen ließ. Er sah mich von hinten am Fressstand stehen und wollte mich leichtsinnig zu einem Gläschen einladen. Als ich mich enthusiastisch umdrehte, wich der Kavalier mit dem fragwürdigen Kompliment: »Oh, Sie sind aber auch schon ein älteres Semester!« erschrocken zurück.

Hm. Keine Frage: Mit Männern, die Äußerungen dieser Art für unwiderstehlich, hochintelligent und außerordentlich charmant halten, kann man sowieso keinen Blumentopf gewinnen. Und auf all diese schönen Erlebnisse kann man auch getrost verzichten. Sogar ich, die ich nach männlicher Anerkennung dürste wie ein ungegossenes Blümchen, seitdem diese ausbleibt.

So ganz unter uns: Es ist manchmal wirklich nicht einfach, Haltung zu bewahren. Aber trotzdem locker bleiben! Keineswegs darf man nämlich bei Männern die hohen Maßstäbe ansetzen, die für uns Frauen gelten. Männer sind eben anders, wissen Sie. Eine ganz besondere Spezies. Oberflächlich. Launisch. Anspruchsvoll. Und meistens eben auch noch ein bisschen ungeschickt. Das meinen die aber nicht so. Die wollen nur spielen. Bei Männern muss man schon für Kleinigkeiten dankbar sein und darf gewisse Dinge nicht so eng sehen. Man ist zu Kompromissen gezwungen, will man nicht total verzweifeln.

Fürs Selbstbewusstsein hilft es übrigens auch sehr, in der glorreichen Historie zu schwelgen. Ich bin nämlich eine Frau mit Vergangenheit – nur, dass Sie jetzt nichts Falsches von mir denken. Und zum Glück kann ich von längst verjährten Erfolgen in der Männerwelt zehren, die ich darüber hinaus in Erinnerung vergoldet habe – oder auch von einem Reigen der Peinlichkeiten, die in Männerkreisen längst legendär sind. Sie haben doch bestimmt schon mitbekommen, dass ich ab und an dazu neige, mich zu blamieren? Man nennt mich auch den »Berlusconi unter den Blondinen«, denn ich bin ein echtes Fettnäpfchen-Suchgerät. Da finde ich sogar ganz ohne Navi mühelos mitten ins Zentrum. Gern blamiere ich mich auch vor Publikum – und ganz besonders gern vor männlichem Publikum. Mit Vorliebe natürlich vor den Männern, die ich gut finde, bei den anderen wäre es ja witzlos.

Die Sache mit dem Beuteschema

Aber vielleicht sollte ich Ihnen zuerst einmal verraten, welche Männer mir überhaupt gefallen. Denn auch wenn es der durchschnittlichen Klimakterianerin womöglich gar nicht mehr zusteht: Sie hat sogar noch so was wie ein Beuteschema! Und das in einem Alter, in dem man eigentlich nehmen müsste, was man noch kriegen kann … Vermessen, nicht wahr? Die Sache mit dem Beuteschema fand ich übrigens schon immer hochinteressant. Denn Beuteschemen sind so unglaublich unterschiedlich – zum Glück! Bei manchen Zeitgenossen ist das ja absolut durchschaubar, zum Beispiel bei Boris Becker, Dieter Bohlen und meiner Freundin Dagmar. Letzterer ist es völlig egal, wie ein Mann aussieht, Hauptsache, er trägt karierte Hemden und diese wadenlangen Cargohosen, die ich insgeheim immer Spielhöschen nenne. Mein Beuteschema ist dagegen etwas schwieriger zu beschreiben, da breiter gefächert. Ich stehe (selbstverständlich) auf den Göttergatten und, wie Sie ja bereits wissen, auf den Geiger David Garrett und den bestaussehenden Zahnarzt der Welt. Und was ich Ihnen bisher arglistig verschwiegen habe: Es gibt einen Mann, der steht in meiner Erotikskala ganz oben, sogar noch über dem Göttergatten. Sein Name ist Mick Jagger! Doch, im Ernst: Der Besitzer der berühmtesten Zunge aller Zeiten ist für mich immer noch der »sexiest man alive« und das liegt – wirklich! Ich schwör's! – nicht an seinem Geld! Ich kann nix dafür, ich find den einfach geil!

Nun kennen Sie von meinen vier Objekten der Begierde wahrscheinlich höchstens Mick Jagger und David Garrett. Wenn Sie jetzt denken, der Göttergatte und der bestaussehende Zahnarzt der Welt hätten Ähnlichkeit mit Herrn Garrett oder Herrn Jagger, muss ich Sie leider enttäuschen. Die haben rein gar nichts mit einem von denen gemein. Und auch nichts miteinander. Genauer gesagt, unterschiedlicher könnten vier Männer gar nicht sein. Man muss ja flexibel bleiben, vor allem in meinem Alter.

Uuups! Ein Laternenpfahl

Doch auch schon früher war ich – egal, ob gerade in festen Händen oder auch Single – noch nie blind und erfreute mich an einem netten männlichen Anblick. Und weil sich manche Dinge nie verändern, begann bereits damals der Reigen der Peinlichkeiten. Die folgende Blamage ereignete sich also schon lange, lange, bevor der Göttergatte in mein Leben trat. Ja, ich hatte ein Leben vor dem Göttergatten! Und auch, wenn er das immer nicht glauben mag, ich kam damals sogar ganz gut klar. Ich genoss sowohl das Single-Dasein als auch die Bekanntschaft einiger Männer. Andere habe ich nicht so genossen, aber das gehört wohl zum Leben dazu. Gar nicht schön fand ich beispielsweise eine Begegnung am Leonberger Bahnhof, irgendwann im Jahr 1981. Aus der S-Bahn in Richtung Weil der Stadt stieg ein dunkelhaariger Adonis mit Dreitagebart und genau der richtigen Muskulatur. Ich musste einfach hinschauen! Um meine S-Bahn Richtung Stuttgart nicht zu verpassen, konnte ich jedoch nicht stehen bleiben, um ihn anzustarren. Ich ging also im Stechschritt Richtung Gleis eins und verrenkte mir den Hals in die Gegenrichtung. PÄNG! Ein lauter Knall veranlasste den Adonis, sich endlich ebenfalls nach mir umzudrehen, gleichzeitig durchfuhr ein stechender Schmerz mein gebeuteltes Hirn und erschütterte meinen ganzen Körper. SEIT WANN STAND AUSGERECHNET HIER EIN LATERNENPFAHL? Übrigens: Während die Beule an meiner Stirn langsam die dunkelrote Farbe meines restlichen Gesichts und die runde Form meines Busens annahm, drehte sich der Adonis wieder um und ging lachend seines Weges. Päh! Kein Ritter in Menschengestalt, der mir Erste Hilfe in Form einer belebenden Mund-zu-Mund-Beatmung anbot oder wenigstens ein bisschen Trost. War wohl nix. Schöner Schein, mieser Charakter. Dann war's auch nicht der Richtige.

Rendezvous mit Kinosessel-Panne

Überhaupt, dass Sie das mal wissen: Es ist für mich heute noch ein Wunder, dass ich jemals vom Markt weggeheiratet wurde. Denn offen gesagt begann meine Beziehung zum heutigen Göttergatten gar nicht gut. Nachdem wir uns beim Billardspielen kennengelernt hatten und am Wochenende darauf beim gemeinsamen Essen feststellten, dass wir uns mochten, gingen wir – wie originell!! – ins Kino. Selbstverständlich war ich top gestylt, wie es sich für ein Date mit einem frischen, ernst zu nehmenden Mann gehörte. Mit hohen Hacken, engen Hosen, Lippenstift und allem Pipapo. Zwischen Werbung und Start des Hauptfilms glaubte ich, dass es nötig wäre, mir die Nase zu pudern. Hoheitsvoll stöckelte ich also aus dem Vorführraum hinaus und hoheitsvoll stöckelte ich nach getaner Auffrischung auch wieder hinein. Natürlich mit obercoolem Gesichtsausdruck, denn man steht ja über den Dingen und will sich die Aufregung keineswegs anmerken lassen.

Und nun folgt die Anekdote, die der Göttergatte heute noch bei jeder passenden und unpassenden Gelegenheit zum Besten gibt – ergo kann ich sie ja auch gleich für die Nachwelt aufschreiben: So graziös wie möglich ließ ich mich wieder neben dem Göttergatten auf meinem Kinostuhl nieder. Oder besser gesagt, ich wollte mich darauf niederlassen. Dummerweise bemerkte ich erst, als ich hart mit dem Popo auf dem Boden aufkam, dass ich vergessen hatte, den vermaledeiten Sessel runterzuklappen …

Was für einen Film wir damals gesehen haben? Keine Ahnung! Schlecht kann er nicht gewesen sein, denn wir haben den ganzen Rest des Abends gelacht.

Rendezvous bei Vollmond

Vielleicht fand der Göttergatte es ja unterhaltsam, dass er sich über mich amüsieren konnte. Womöglich hat er sich gedacht: Besser als nix. Auf jeden Fall ließ er sich von der Kinostuhl-Panne nicht entmutigen und wollte sich zu meinem Erstaunen erneut mit mir treffen. Dieses Mal überließ ich nichts dem Zufall. Keineswegs wollte ich wieder in ein Kino mit all seinen Fallen gehen – stattdessen wählte ich mein Lieblingsrestaurant. Schließlich: Essen war meine Kernkompetenz, da war ich mir sicher! Beim Essen konnte nichts Peinliches passieren, ich hatte doch jahrelange Übung darin.

Selbstverständlich putzte ich mich wieder hübsch heraus. Im kurzen Röckchen, mit Nahtstrumpfhose und auf High Heels stolzierte ich vor dem Göttergatten her, auf die Tür des Italieners zu, aus der mich schon ein verlockender Holzofenpizza-Geruch anzog. Bis sich der Göttergatte hinter mir zu einem seiner seltenen Komplimente hinreißen ließ. Verführerisch und charmant lächelnd drehte ich mich zu ihm um, weil ich ihm für seine netten Worte danken wollte – und hatte ein Déjà-vu. PÄNG! Gefolgt von einem stechenden Schmerz im Kopf und einer knallroten Beule. Und dem Gelächter des gemeinen Göttergatten. SEIT WANN WAR BEI DIESEM ITALIENER DIE TÜR GESCHLOSSEN, WENN ICH KAM!? UNVERSCHÄMTHEIT!

Wahrscheinlich war es dieser leichten Gehirnerschütterung zu verdanken, dass ich später beim Knutschen im Auto erneut mein Bestes gab. Versonnen blickte ich zur Windschutzscheibe hinaus, seufzte tief auf und meinte: »Schau mal, wie romantisch! Es ist sogar Vollmond!« Enttäuscht registrierte ich, dass der Göttergatte meine romantische Ader offenbar nicht teilte. Er lachte nämlich schon wieder über mich! »Wir stehen in einer Tiefgarage. Dein Vollmond ist eine Deckenlampe!«

Der fliegende Holländer

Wenn Sie jetzt denken, das waren eben nur Anfangsschwierigkeiten in unserer Beziehung, kann ich nur sagen: Mitnichten. Es hat sich nichts, rein gar nichts verändert. Erst neulich schrottete ich meine Feinstrumpfhose bei einem äußerst grazilen Versuch, ihm hinterherzurennen. Und zwar beschlossen wir, den Abend gemütlich zu Hause zu verbringen. Man ist ja mittlerweile nicht mehr aufs Weggehen angewiesen und hat ein gemeinsames Dach über dem Kopf. Leider hatten wir aber nichts Gesundes zu essen im Haus, sodass wir erst noch an der Tankstelle zwei Tiefkühlpizzen kaufen mussten.

Der Göttergatte ging also Richtung Tankstellen-Shop, während ich im Auto sitzen blieb – zufällig trug ich Schuhe, die nur zum Sitzen taugten und keineswegs zum Gehen. Ich hätte daran denken sollen, als mir plötzlich die Idee kam, dass der Göttergatte auch noch eine Flasche Wein kaufen sollte. Lässig wollte ich aus dem Auto aussteigen, um ihm zu folgen. Wie es das Schicksal so will, verhakte sich einer meiner hohen Absätze im Handtaschenhenkel, der als Fallstrick im Fußraum darauf wartete, Unheil anzurichten.

Vor den Augen eines großen Publikums und des kopf-schüttelnden Göttergatten legte ich mich lang und hörte unter lautem Gelächter den bösartigen Kommentar eines langhaarigen Fuchsschwanzträgers, der gerade die Zapfsäule malträtierte, um seinen Ford Capri auf der falschen Seite vollzutanken: »Der fliegende Holländer!«

Die ungeschminkte Wahrheit

Selbstverständlich kann ich mich auch hervorragend blamieren, wenn der Göttergatte nicht anwesend ist. Für ihn wäre das ja heutzutage nicht mehr so schlimm, der ist schließlich inzwischen Kummer gewohnt. Deshalb gönne ich ab und zu auch anderen, weniger abgehärteten Männern das zweifelhafte Vergnügen, Zeuge einer Blondinen-Blamage zu sein.

Wie Sie ja wissen, gehe ich total ungern ungefrühstückt aus dem Haus. Und wenn, dann zumindest wenigstens gewaschen, geschminkt, frisiert und standesgemäß gekleidet. Es gibt aber eine Ausnahme im Jahr: des Göttergatten Wiegenfest. Wenn nämlich der mir zugemutete Ehemann Geburtstag hat, fordert er frische Brötchen zum Frühstück. Und als liebende Ehefrau ist es meine Pflicht und Schuldigkeit, diese zu besorgen, bevor der Herr des Hauses aufwacht, um der Tatsache ins Auge zu blicken, dass er wieder ein Jahr älter geworden ist.

So ereilte mich das Schicksal auch in diesem Jahr. Noch halb verschlafen schlich ich mich aus dem Schlafzimmer und griff nach den nächstbesten Kleidungsstücken, die mir in die Finger fielen: ein uraltes T-Shirt und eine Jogginghose. Weil ich vor Hunger schon »Kreislauf hatte«, spritzte ich mir nur kurz kaltes Wasser ins Gesicht und fuhr mir mit der Bürste durchs blonde Haar. Auf Wimperntusche verzichtete ich ausnahmsweise. Und ich hoffte inständig, dass ich niemandem begegnete, den ich kannte.

Tatsächlich schaffte ich es unerkannt bis zum Bäcker. Und erstarrte. Genau in diesem Augenblick fuhr ein Auto vor, das mir sogar mit verquollenen Augen bekannt vorkam. Genau! Die »schwule Prollkarre«. Heraus sprang locker, lässig, dynamisch und auch schon am frühen Morgen aussehend wie das blühende Leben – der bestaussehende Zahnarzt der Welt. Panisch schaute ich mich um. Kein Gebüsch in Sicht, hinter das ich springen konnte, kein Erdloch, das sich praktischerweise vor mir auftat. Aber all das hätte sowieso nichts mehr genützt: BLING BLING – schneeweiße Zähne blendeten meine ungeschminkten Augen. »Guten Morgen, Frau Rohrer«, grüßte mich der bestaussehende Zahnarzt der Welt bestens gelaunt. »Morgen«, nuschelte ich mit knallrotem Kopf. Krampfhaft überlegte ich, ob ich mir heute überhaupt schon die Zähne geputzt hatte. Zum Glück war die Unterhaltung auch schon beendet, denn ich war an der Reihe mit meinen Brötchen. Ich fixierte starr die Auslage, während die Verkäuferin meine Bestellung einpackte. »Tschüss«, sagte ich im Vorbeigehen zum bestaussehenden Zahnarzt der Welt ... und nahm mir vor, NIE, NIE WIEDER ungeschminkt aus dem Haus zu gehen! Ich schwöre! Man weiß ja wirklich nie, wer einem begegnet.

Alltagsleben

Wie Sie sehen: Es hat alles nichts genützt. Der Göttergatte und ich sind ein schönes Paar. Beide groß, beide nicht mehr ganz schlank und in Ehren ergraut beziehungweise erblondet, teilen wir nun seit fast 25 Jahren Heim und Herd. Sie meinen, der Göttergatte habe sich für diese unglaubliche Leistung eine Tapferkeitsmedaille verdient? Ach i wo! Wir genießen selbstverständlich auch alle typischen Querelen, die Männer und Frauen so miteinander haben. DAS haben WIR uns verdient!

Zum Beispiel lass ich mich begeistern, wenn ein Fußball-Großereignis wie die WM oder auch die EM ansteht. Dem Göttergatten dagegen entlockt Fußball nur ein müdes Gähnen. Ebenso würde er nie mit mir aufstehen, wenn Sebastian Vettel morgens um vier Uhr um den Formel-1-WM-Titel kämpft. Dafür kriege ich die Krise, wenn ich abends nach Hause komme und muss die Stimme von Homer Simpson hören – oder, noch schlimmer und topaktuell, das Gekeife von *Berlin Tag und Nacht*.

Überhaupt ist das Fernsehverhalten ja eine der größten Diskrepanzen zwischen Mann und Frau. Wir bilden diesbezüglich keine Ausnahme. Ich habe da nämlich Niveau, wissen Sie. Ich schaue Casting-Shows, Quiz-Shows, Promi-Berichte, manche lustige amerikanische Serien und Sport. Und das selbstverständlich gezielt, nach einem prüfenden Blick in die Fernsehzeitung. Der Göttergatte hingegen schaut alles und nichts. Er zappt einfach und weiß – für mich ein Rätsel – bereits nach einer halben Sekunde, dass es Zeit ist zum Weiterzappen. Da hat das gewählte Programm noch gar keine Chance gehabt, Überzeugungsarbeit zu leisten. Die »Macht« wird dabei übrigens den ganzen Abend lang verbissen festgehalten und ich behaupte mal frech, die Muskeln im Zapp-Daumen sind die am besten ausgeprägten im Göttergatten-Körper.

Der zweite allseits bekannte große Unterschied zwischen Männern und Frauen ist der Umgang mit Krankheiten. Der Göttergatte kann sich einen Nagel in den Fuß rammen oder mit der Heckenschere den halben Finger abschneiden – da steht Mann drüber und muss keineswegs zum Arzt. Dafür erliegt er mindestens einmal jährlich einem Schnupfen. Jeder Nieser wird von einem verzweifelten Kopfschütteln begleitet, entsprungen aus der tiefen Erkenntnis, dass das sichere Ende naht. Und jedes Mal wundere ich mich aufs Neue, dass er eine so ernste Krankheit doch noch knapp und gegen jede Überzeugung überlebt …

Wobei wir uns auch täglich einmal in die Haare kriegen, das ist das Verhalten beim Geldausgeben. Beziehungsweise, MEIN Verhalten beim Geldausgeben. Ich bekenne ehrlich, dass ich hier so gar nichts Schwäbisches in mir habe. Beim schnöden Mammon haben offenbar die rheinischen Gene voll durchgeschlagen. Ich bin nämlich der Ansicht: Geld muss fließen. Es könnte unter Umständen schlecht werden, wenn es auf dem Konto liegt. Oder womöglich einer plötzlich eintretenden Inflation zum Opfer fallen. Das kann ich nicht riskieren. Deshalb lege ich mein sauer Verdientes krisensicher an – meine supersicheren Anlagetipps können Sie gern im Kapitel über die Instandhaltungskosten nachlesen.

Der Göttergatte ist dagegen ein wegen allzu großer Sparsamkeit aus Schottland ausgewiesener Schwabe. Er ergötzt sich an schwarzen Zahlen, nicht an Schuhen, Hautpflegeserien oder Miederhöschen. Von Grund auf bescheiden, reichen ihm zwei Jeans und fünf T-Shirts über Jahre hinweg aus. Eingekauft wird erst – und auch nur unter Protest –, wenn ihm die Sachen vom Leib fallen. Diese unterschiedlichen Verhältnisse zum Geld bergen natürlich Konfliktpotenzial.

Auch wenn es darum geht, wie man was am besten macht: Wir sind uns dabei nie einig. Manchmal hassen wir uns dann. Manchmal aber auch nicht. Um es auf den Punkt zu bringen: In fast 25 Jahren Beziehung hat der Göttergatte immer noch nicht kapiert, dass ich es immer besser weiß. Ein klarer Fall von »schwer erziehbar«, nicht wahr? Aber ich arbeite dran.

23. Kapitel

VORSICHT: POSITIV!

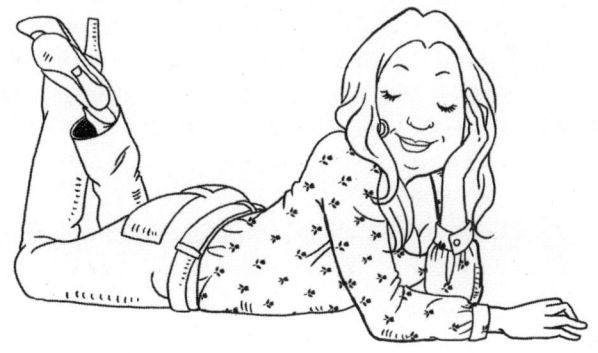

>>Wechseljahre sind die Postpubertät,
die zweite Volljährigkeit, die große Sondierungs-
phase vorm Altern – noch ist alles möglich,
es sei denn, der Lack ist ab.<<
DÉSIRÉE NICK

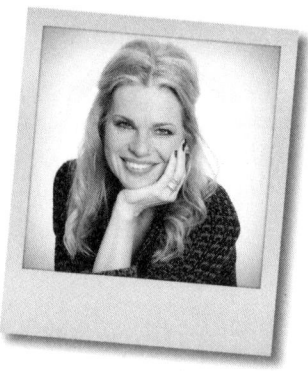

Ich muss Sie jetzt mal warnen. In diesem Kapitel wird nicht gejammert! Jawoll! Schließlich bin ich ein positiver Mensch. Deshalb kommen wir jetzt zu den angenehmen Seiten des Älterwerdens. Von jüngeren Frauen wurde ich verzweifelt gefragt: Gibt es denn wirklich nichts, so gar nichts, was ab 40 besser wird?

Hm. Mal ganz tief in mich gehen. Irgendetwas sollte mir doch einfallen. Schließlich will ich ja niemanden entmutigen oder dazu animieren, sich mit Ende 39 einen Strick zu kaufen und Suizid zu begehen, aus lauter Angst, was das Leben ab 40 aus ihm machen könnte.

Also habe ich sehr lange nachgedacht. Und bin draufgekommen: Nee, körperlich wird wirklich nix besser! Optisch erst recht nicht. Aaaaaber: Bei den inneren Werten konnte ich tatsächlich Vorteile entdecken. Auf intellektueller Ebene, wenn ich das als Blondine so sagen darf. Und ich stellte zu meiner eigenen Verblüffung fest: Ich bin gar nicht alt, ich bin erfahren!

Das Schöne an meiner jetzigen Lebensphase ist auf jeden Fall, dass ich alt genug bin, um auf zahlreiche Erfahrungen zurückzublicken, und gleichzeitig jung genug, um dieses Wissen noch reichlich zu nutzen. Das ist doch toll, nicht?

Zum Beispiel ist es so, dass man als Frau im besten Alter weiß, was man kann – und auch, was man nicht kann. Nobody is perfect. Und Nowoman erst recht nicht. Wir Frauen Ü40 haben in mühsamer Kleinarbeit gelernt, was uns guttut, und gehen deshalb oftmals gelassener ans Werk. Sowohl beruflich als auch privat. Wir müssen heute zum Beispiel nicht mehr beweisen, dass der Job ohne uns nicht läuft. Wir wissen, dass jeder ersetzbar ist, schließlich haben wir schon genügend Leute im Laufe der Jahre kommen und gehen sehen. Und deshalb ist es uns auch bewusst, dass wir nicht mehr tun können, als unser Bestes zu geben. Alles andere ist höhere Gewalt. Wir wissen aber auch, dass wir fest genug im Leben stehen, um mit so manchem Nackenschlag fertig zu werden.

Ich bin auch nicht mehr frustriert darüber, dass mir gewisse, früher so erstrebenswerte Talente (wie zum Beispiel Sportlichkeit, Sparsamkeit oder logisches Denken) einfach mal nicht in die Wiege gelegt wurden. Dafür habe ich bei der Verteilung anderer Talente »hier« geschrien. Immerhin ernährt mich eines davon, die Rechthaber-, äääh, -schreiberei, bisher ganz anständig, wie man an meiner Figur unschwer erkennen kann …

Einen weiteren Vorteil des Älterwerdens sehe ich darin, dass man irgendwie demütiger wird. Klingt fromm, ist es auch. Soll heißen: Mit 20 ist es völlig selbstverständlich, dass man morgens fit, gesund und voller Energie aufwacht und es einem einfach immer blendend geht. Da verschwendet man doch keinen Gedanken daran, dass das auch anders sein könnte. Oder war das bei Ihnen nicht so? Das täte mir leid. Inzwischen freue ich mich aufrichtig, wenn ich morgens beim Aufstehen merke: Heute ist ein guter Tag! Nun ist es zum Glück keineswegs so, dass es mir meistens schlecht geht und deshalb die guten Tage besonders auffallen. Aber Gesundheit, Fitness und Vitalität sind auch nicht mehr so von Gott gegeben. Man muss schon selbst etwas dafür tun. Deshalb erlebt man sein Wohlbefinden bewusster und kann diesen angenehmen Zustand auch mehr genießen. Und im Gegenzug: Früher war ein brummender Kopf eine mittlere Katastrophe. Inzwischen empfindet man das zwar als lästig, aber nicht mehr als so schlimm. Wenn man schon mal die ersten Weggefährten beerdigt hat, werden kleine Zipperlein plötzlich in die richtige Dimension gerückt.

Herrlich entspannend ist es übrigens auch, dass man nicht mehr überall dabei sein muss. Meine Güte, war das früher stressig! Wie oft habe ich einen Abend in einer verrauchten, megahippen Spelunke verbracht, im Kreise völlig nichtssagender, oberflächlicher Leute! Schließlich musste ich immer etwas vorhaben. Ein Abend allein in meinen vier Wänden ging gar nicht. Daheim beschlich mich nämlich grundsätzlich die Angst, etwas zu verpassen. Und wie oft habe ich mir nach einem solchen Abend in der oben beschriebenen Gesellschaft eingestehen müssen: Zu Hause mit einem guten Buch hätte ich mich viel weniger gelangweilt …

Sie werden jetzt vielleicht sagen: Na ja, aber damals warst du ja auch noch auf der Suche nach dem Göttergatten! Dazu muss man unterwegs sein, denn der Traummann klingelt selten einfach so an der Haustür. Stimmt genau. Da wären wir gleich beim nächsten Thema: Ich bin heilfroh, nicht mehr suchen zu müssen. Nicht nur, dass das Angebot in meinem Alter naturgemäß nicht größer wird. Es ist ja auch eine Tatsache, dass man seine Eigenheiten und das Eingefahrensein hingebungsvoll pflegt und nach jahrelanger Gewohnheit ungern davon abrückt. Wenn man es überhaupt bemerkt. Eine echte Herausforderung, jemanden zu finden, der das erträgt! Und umgekehrt: Man wird auch nicht unbedingt toleranter gegenüber den jahrzehntelang eingeübten Macken eines anderen. Insofern wäre es echt anstrengend, sich noch mal am Balztanz beteiligen zu müssen.

Auch sehr schön: Nachdem die Rastlosigkeit nicht länger notwendig ist, kann ich heute meine Abende ganz nach meinem Geschmack gestalten. Für mich befindet sich das in einer wohltuenden Balance. Inzwischen bin ich zwar immer noch gerne und oft unterwegs, aber nur noch mit Leuten, die mir wichtig sind und mit denen ich mich auch gern unterhalte. Wenn ich mir das entgehen ließe, würde ich ja wirklich was verpassen. Dafür kann ich dann gemütliche Abende zu Hause auch wieder in vollen Zügen genießen.

Überhaupt – was habe ich früher alles mitgemacht, nur weil ich dazugehören wollte! Ein ganz furchtbares Beispiel: Mit 18 wollte ich unbedingt mit meinem damaligen Freund in den Urlaub fahren. Nun war ich damals zwar, bedingt durch meine finanzielle Lage, noch lange nicht so anspruchsvoll wie heute, was Urlaube anging. Aber eines war mir schon immer wichtig: ein eigenes Bad und eine eigene Toilette. Keineswegs wollte ich mit wildfremden Menschen das stille Örtchen teilen, nur weil Zimmer mit Etagendusche und Etagenklo günstiger waren. Nee, danke, da blieb ich dann doch lieber zu Hause. Zumindest meistens, denn Männer haben ja einen schlechten Einfluss auf uns Frauen, wie wir wissen. Mein damaliger Lebensabschnittsgefährte behauptete jedenfalls frech, ich wäre spießig. Das konnte ich nicht auf mir sitzen lassen. Schaudernd fuhr ich mit ihm in seinem VW Käfer ohne TÜV an die Adria – und landete auf einem Zeltplatz. Schaudernd baute ich mit ihm das windschiefe Zelt auf. Schaudernd erlebte ich einen Wolkenbruch in durchnässtem Schlafsack. Schaudernd teilte ich die sanitären Anlagen mit circa einer Million weiterer Camper. Beziehungsweise ich teilte sie nicht! Zwei Wochen Verstopfung gab's gratis dazu zum Schnäppchenurlaub. Romantik? Fehlanzeige … Und gehalten hat die Beziehung trotz dieses wahrlich übermenschlichen Opfers meinerseits auch nicht. Eine Lehre fürs Leben!

Positiv stimmen mich auch die Leute, die älter sind als ich, aber trotzdem durchaus lebendig wirken. In meinem näheren Umfeld sind das zum Beispiel meine Mutter, die mir hoffentlich in dieser Hinsicht ihre Gene vererbt hat, und meine Kollegin Christel. Letztere ist für mich das personifizierte Vorbild dafür, dass man in jedem Alter das Älterwerden auf später verschieben kann ... und zwar auf viel später. Auch unter den Promis sieht man viel Mut Machendes: Klasse-Frauen wie Sharon Stone, Hannelore Elsner, Jane Fonda – endlich mal jemand, dem man die Werbung für eine Anti-Falten-Creme auch abnimmt! Und sogar unter den Männern gibt es ab und zu welche, die einen staunen lassen – um das starke Geschlecht hier mal nicht ganz außen vor zu lassen: Denken wir doch mit einer gewissen schmunzelnden Hochachtung an den 85-jährigen Hugh Hefner ... rüstig, rüstig! Kurz gesagt: Überall findet man Personen, die den Begriff der »zweiten Lebenshälfte« zu einer sehr dehnbaren Floskel machen. Es wird sozusagen weltweit in zunehmendem Maße fröhlich rumgeheestert!

Da kann man sich doch auf die beiden Vorteile freuen, die der Nobelpreisträger George Bernard Shaw am Alter entdeckte: »Die Zähne tun nicht mehr weh und man hört nicht mehr all das dumme Zeug, das ringsum gesagt wird.« In diesem Sinne macht mir nicht nur die Kosmetikindustrie Hoffnung, sondern auch der medizinische Fortschritt. Ich drücke uns allen und mir selbst die Daumen, dass die Wissenschaftler weiterhin fleißig forschen. Aber schon, was sie bisher erreicht haben, stimmt mich optimistisch. Überlegen Sie mal, wie man früher alt werden musste. Ganz früher, meine ich. Halb blind, schwerhörig und zahnlos saß man in einer Ecke und konnte am Leben nur noch sehr eingeschränkt teilnehmen. Wenn man überhaupt noch in der Lage war, sich zu bewegen. Da bin ich doch sehr froh, erst jetzt in die Verlegenheit des

Alterns zu kommen. Denn wenn ich nicht mehr lesen und nicht mehr essen könnte – das wäre für mich das Schlimmste! Also ein dreifaches Hoch auf Brille, Zahnersatz, Hörgeräte und künstliche Gelenke! Und die Liste der Hilfsmittelchen lässt sich ins Unendliche verlängern: Tena Lady, Kukident Haftcreme, Viagra und Co. sind nur einige Beispiele dafür, dass die fleißigen Forscher alles dafür tun, um das Altern quasi zu einem Sonntagsspaziergang zu machen …

Einer geht noch! Es gibt tatsächlich noch einen weiteren Vorteil des Alterns. Ich bin aufrichtig erstaunt, dass mir doch so viel Gutes einfällt, wenn ich mal scharf nachdenke. Deshalb muss ich Sie jetzt mal fragen, ob Sie viel auf die Meinung anderer Menschen geben. Denn genau das hat sich bei mir in den letzten Jahren ziemlich geändert. Früher war es mir immer wichtig, was andere über mich denken. Ich wollte beliebt sein, gemocht werden, Anerkennung erhalten. Von jedem, auch vom größten Deppen, um es auf den Punkt zu bringen. Verbindlich lächelnd ging ich durch die Gegend und war untröstlich, wenn trotz aller Mühen, Rücksichtnahme und Charme meinerseits doch nicht immer reine Freundlichkeit zurückkam.

Nun ja. Solche Erfahrungen machen natürlich hart. Was mich betrifft: Ich habe mittlerweile festgestellt, dass zwar immer noch jeder eine Chance verdient. Aber wer nicht will, der hat schon. Es gibt in meinem Leben zum Glück viele Leute, die mein Wohlwollen verdienen – und um den Rest der Welt muss ich mich schlicht und ergreifend nicht bemühen. Es gibt Sympathien und Antipathien, es gibt Leute, die mir liegen, und es gibt die anderen. So ist das Leben. Was die anderen von mir denken, ist mir inzwischen nicht mehr so wichtig.

Und wissen Sie was? Es ist irgendwie ziemlich angenehm, nicht mehr mit jedem gut Freund sein zu müssen. Da kann man nämlich sein wahres Gesicht zeigen. Und ein Freund ist derjenige, der dich dann trotzdem noch mag. Selbst wenn man solche Bücher schreibt.

Also echt jetzt: Langsam bin ich ganz begeistert vom Älterwerden! Und ich finde, Sie könnten jetzt wirklich mal Haltung annehmen, stramm stehen und salutieren!

24. Kapitel

QUE SERA?

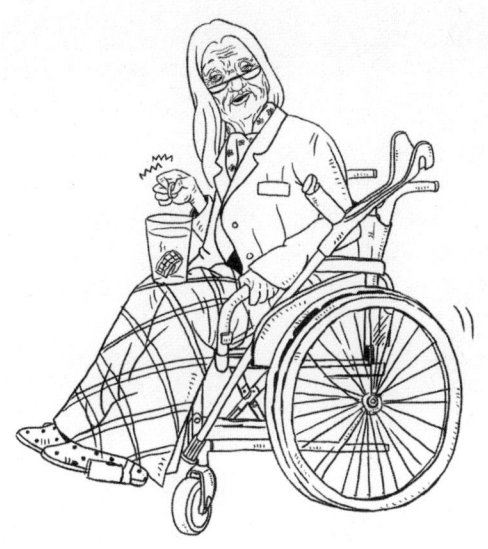

»Ich möchte nichts mit Naturkost zu tun haben.
In meinem Alter braucht man alle Konservierungs-
stoffe, die man kriegen kann.«

GEORGE BURNS

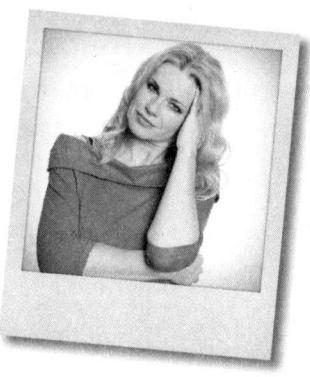

*M*an muss ja den Tatsachen ins Auge sehen: Ich werde steinalt werden. Geht es nach meinen Genen, dann habe ich eine Lebenserwartung von mindestens 107 Jahren. Der Göttergatte hingegen wird irgendwann im Alter von 92,5 Jahren völlig unerwartet an einem Schnupfen versterben. So steht es geschrieben, so wird es geschehen.

Und was wird dann aus mir? Wie werde ich die letzten 15 Jahre meines Lebens verbringen? Als kluge Blondine sollte man sich das rechtzeitig überlegen. Praktischerweise habe ich tatsächlich eine Idee: Bekanntlich bin ich ja ein geselliger Mensch und könnte mir deshalb eine Alters-WG gut vorstellen – natürlich mit einem eigenen Bereich inklusive eigenem Bad und Klo für jeden. Da bin ich auch im Alter eigen. Die Küche darf dagegen gern als gemeinsames Zentrum und Begegnungsstätte dienen.

Auch wenn Sie das vielleicht erstaunt: Ich habe für meine ambitionierten Zukunftspläne sogar schon mehrere Optionen.

Eine Möglichkeit wäre, mit meiner Freundin Jeanette eine Alte-Schachtel-WG zu gründen. Wir kennen uns nun seit über 40 Jahren, deshalb bin ich guter Hoffnung, dass wir uns auch in den nächsten 40 Jahren nicht entzweien. Wir würden das Erbe unserer sparsamen Göttergatten auf den Kopf hauen, ein Mehrfamilienhaus kaufen und unsere Erfüllung darin finden, unsere Mieter zu ärgern. Dieser Gedanke nahm bereits im zarten Alter von 18 Jahren erste Formen an – als ich in exakt einem solchen Gebäude meine erste eigene Wohnung bezog. Sie lag im Dachgeschoss eines Achtfamilienhauses, das zwei ältlichen Schwestern namens Hedwig und Johanna gehörte. Das Haus war sicherer als Fort Knox, denn es stand unter einer 24-Stunden-Überwachung. Die beiden Schwestern wechselten sich als Wachtposten ab – Tag und Nacht. Egal, ob ich um 20.00 Uhr abends nach Hause kam oder um 4.00 Uhr morgens: Der Vorhang an ihrem Fenster zur Straße bewegte sich. Hedwig und Johanna entging nichts! Sie kontrollierten die Kehrwoche, den Müll und die Wäsche. Sie bestimmten, wer übernachten durfte und wer nicht – denn »was sollet denn die Nachbarn denka«. Sie wunderten sich beim Anblick meiner Stringtangas auf der Wäscheleine, »dass so ebbes hebt«. Sie ließen Jeanette im Treppenhaus die Schuhe ausziehen, weil sie gerade frisch gewischt hatten: »Jetzt dabbt die ieber mei frisch gmachte Kehrwoch!« Unter uns: Es war höchst amüsant. Und Jeanette und ich lernten dadurch eine Lebensform kennen, die uns bis heute inspiriert. Es geht doch nichts über einen ausgefüllten Lebensabend ohne Langeweile!

Eine andere Option wäre eine klassische Pärchen-Rentner-WG, die sogar bereits zu Lebzeiten der Männer gegründet werden könnte. Das wäre insofern günstig, weil wir dann auch gleich Handwerker für das Anschließen der Lampen, Aufhängen der Bilder et cetera im Haus hätten … In die Pärchen-Rentner-WG würde auf jeden Fall meine Essensgenossin Dagmar mit ihrem Mann Andi einziehen. Ich könnte mir vorstellen, dass wir uns hauptsächlich in der Küche oder am Esstisch aufhalten und unsere Kaumuskeln super trainieren würden. Unter uns: Diese Rentner-WG existiert schon, nur haben wir bisher zwei Wohnsitze. Das merkt aber keiner. So wurden wir beispielsweise von Bekannten vor Kurzem gefragt, ob wir umgezogen wären, weil unser Auto immer im Heimatort von Dagmar und Andi steht. Von daher würde sich nicht viel ändern, wir müssten uns lediglich für den altersgerechteren Wohnsitz entscheiden.

Übrigens: Unsere WG ist grundsätzlich offen für weitere Pärchen, wir haben allerdings hohe Ansprüche an unsere Mitbewohner: Sie müssen selbstverständlich nett sein, dürfen nicht schmutzen, sollten unseren Einrichtungsgeschmack teilen und gerne essen.

Die dritte Möglichkeit ist eine Weiber-WG mit meinen Schwestern Petra und Cathrin. Großzügig, wie wir sind, dürfte in diese Schwestern-WG auch Dagmar mit einziehen, die übrigens auch aus einer sehr unkaputtbaren Familie stammt und ihren Gatten sicherlich ebenfalls viele Jahre überleben wird. Die Wunsch-Location für die Weiber-WG ist eine riesige Dachterrassenwohnung mit Aufzug (altersgerecht, man denkt ja mit!) sowie einem Teich und einer Voliere auf der Dachterrasse. Denn was man nie vergessen darf: Auch unsere Wasserschildkröte Snubby und der Papagei Rico werden dank unserer Pflege sehr, sehr alt werden ... Für die beiden muss man also auch vorsorgen.

Ganz dumm ist natürlich, dass wir alle irgendwie gleichzeitig alt werden. Soll heißen, dass wir möglicherweise niemanden haben, der uns im Ernstfall pflegen kann ... Die Einzige von uns, die Kinder hat, ist nämlich meine Schwester Cathrin. Ich bin mir allerdings nicht ganz sicher, ob ich mich darauf verlassen kann, dass die beiden dereinst ihre Mutter, zwei alte Tanten und dazu noch Dagmar pflegen wollen. Ich gehe mal eher nicht davon aus. Womöglich müssen die sogar für ihren Lebensunterhalt arbeiten, wenn sie Pech haben und nicht reich heiraten. Man muss sich also beizeiten um günstiges Pflegepersonal kümmern. Aber auch hier sind wir in vielversprechender Vorbereitung: Wir suchen uns jetzt arglistig jüngere Freunde!

Doch bis zum Umzug in die Alters-WG, welche auch immer es sein wird, ist noch lange Zeit. Nachdem das Rentenalter fast jährlich hochgesetzt wird, muss man sich ernsthaft überlegen, ob man seine Alters-WG-Pläne nicht schon zu Berufszeiten verwirklicht, um noch etwas davon zu haben. Wobei: Irgendwie erscheint es mir gar nicht so erstrebenswert, in den vollkommenen Ruhestand zu gehen. Zu oft habe ich ältere Leute in dieser Situation förmlich in sich zusammenfallen sehen. Geistig und körperlich. Ob es daran liegt, dass man nicht mehr gebraucht wird? Oder daran, dass Körper und Geist rascher abbauen, wenn sie nicht mehr täglich gefordert werden?

Ich hege jedenfalls die vielleicht naive Hoffnung, auch im Alter noch ein wenig gebraucht zu werden. Eine Aufgabe zu haben, die mir Spaß macht und meine grauen Zellen beansprucht. So ein bisschen bezahlte Besserwisserei vielleicht? Die Rechtschreibung der Jugend wird ja nicht besser, wie sämtliche Studien beweisen. Da muss doch auch in 30 Jahren noch was gehen für mich und meinen Rotstift! Vielleicht nicht mehr in dem zeitlichen Umfang wie heute – das würden sicher auch meine Augen irgendwann nicht mehr mitmachen –, aber wenigstens so ein paar Stunden in der Woche. Und als angenehmen Nebeneffekt könnte ich damit meine schmale Rente aufbessern. Bitte, bitte! Ich mache auch heute schon Sudokus, um fit im Kopf zu bleiben, und bete dafür, dass die Korrekturprogramme ihre intellektuellen Grenzen erreicht haben und die Kommaregeln auch in Zukunft nie begreifen werden!

Zu guter Letzt wäre es nun für die Blondinen-Tussi auch noch höchst spannend zu wissen, wie sie in 10, 20, 30 oder gar

40 Jahren aussieht. Oder will man das womöglich gar nicht so genau wissen? Egal! Das gehört unbedingt in dieses Kapitel, deshalb muss ich mich dem Unvermeidlichen stellen.

Es gibt ja Computerprogramme, die einen im Zeitraffer altern lassen. Ich wage jetzt aber mal ohne Technik (Sie wissen ja …) einen Blick in den Spiegel der Zukunft: Ich sehe darin eine füllige Frau mit schütterem blonden Haar, das zur Vortäuschung von mehr Fülle sorgfältig onduliert, gewaschen und gelegt wurde. Das Gesicht ist trotz Botox, Lidstraffung und mehrerer Facelifts vom Alter besiegt, aber dennoch sorgfältig geschminkt. Einmal eitel, immer eitel. Die Frau geht etwas steif, die Knochen und die Muskulatur machen ihr sichtlich zu schaffen. Das Einzige, was nicht hängt, ist der Busen, denn der ist – oh, Überraschung! – operiert. Die Frau trägt einen bequemen schwarzen Kaftan, um den faltigen Hals und das Knitterdekolleté einen schönen Schal und flache hübsche Schuhe, in denen sie nach Jahren des Quälens, Stolperns und Schwankens endlich unfallfrei laufen kann. In der Hand hält sie ein Glas Rotwein und vor ihr steht ein Teller mit Käsespießen.

Tja. So viel also zu den Szenarien meines Alters. Ein Feld, so weit wie die Weisheit des Universums! Ich bin auf jeden Fall sehr neugierig, was die sogenannte zweite Lebenshälfte mir zu bieten hat. Bin ich eher das Modell »altes Brötchen«, das immer trockener wird, bis es irgendwann zu schimmeligen alten Krümeln – ääääh, zu Staub – zerfällt? Oder bin ich eher wie ein guter Wein, der mit den Jahren immer besser wird? Ich bin sehr gespannt! Und ich hoffe, dass ich es erleben und darüber hinaus imstande sein werde, einen meiner Alters-WG-Pläne in die Realität umzusetzen. Denn ich habe mir sagen lassen: Es gibt keine größere Macht auf der Welt als die Lebensfreude jener Frauen, die die Wechseljahre hinter sich haben!

25. Kapitel

DIE BLONDINEN-
SERVICE-SEITEN

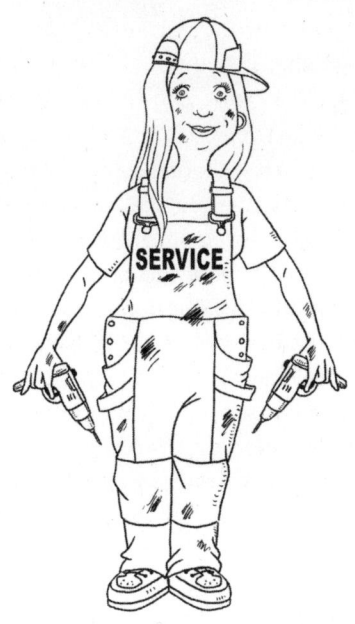

>>Von der Geburt bis zum 18. Geburtstag
braucht eine Frau gute Eltern,
von 18 bis 35 gutes Aussehen,
von 35 bis 55 Persönlichkeit und ab 55 Kohle.<<

SOPHIE TUCKER

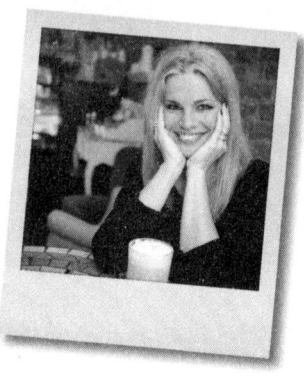

Zurück ins Heute. Ich weiß nicht, wie es Ihnen geht: Aber ich bin schon lange nicht mehr nach meinem Ausweis gefragt worden, wenn ich Alkohol kaufen wollte. Auch war ich schon seit einigen Jahren nicht mehr auf einer Hochzeit eingeladen. Nicht einmal zu einem 30. Geburtstag oder gar zu einer Taufe. Halt! Stimmt nicht ganz – erst letztes Jahr war die Taufe meines zweiten Großneffen! Ich buchstabiere: G-R-O-S-S-N-E-F-F-E-N! Nicht Neffen. Worauf ich hinaus will: Hochzeiten von Leuten meiner eigenen Generation und Taufen von deren Kindern sind extrem rar geworden. Stattdessen war ich in diesem Jahr schon auf mehreren 50er-Feiern und letztens – oh Schreck! – doch tatsächlich auf einem 60. Geburtstag eingeladen. Und die Jubilarin war nicht meine Mutter!

Hoppla! Spätestens da wurde ich stutzig, so als Blitzmerker. Kann es wirklich sein, dass ich nicht mehr jung bin? Auf meiner Geburtsurkunde steht doch tatsächlich 1964. Bisher glaubte ich ja steif und fest an einen Druckfehler. Aber so langsam dämmert es mir: Womöglich ist da was dran an diesem unerhörten, uncharmanten Datum? Wobei: Wir Frauen haben ja einen untrüglichen Instinkt. Deshalb brauchen wir unser Geburtsdatum gar nicht schwarz auf weiß zu sehen, um im tiefsten Inneren zu spüren: Wir nähern uns mit Riesenschritten dem Status »reizende alte Dame«. Oder auch »alte Schachtel«, je nachdem, wie wir uns entwickeln. Da kann man noch so laut »AN-HALTEN! SOFORT ANHALTEN!« brüllen, noch so viel Geld bei der Kosmetikerin lassen und noch so oft verzweifelte Besuche beim Schönheits-Doc machen. Allen Bemühungen zum Trotz – am Ende steht die Notschlachtung.

Und jetzt das Gute: Die Zeit bis dahin kann man sich so angenehm wie möglich gestalten. Nun habe ich zwar am Anfang des Buches geschrieben, dass das hier kein Ratgeber ist. Soll es auch wirklich nicht sein. Aber Sie wissen ja inzwischen, dass ich berufsbedingt und wahrscheinlich sogar charakterlich ein bisschen besserwisserisch veranlagt bin. Deshalb kann ich mir ein paar Klimakterianerinnen-Insidertipps nicht verkneifen.

Fangen wir mal bei der Mode an. Was die angeht, habe ich in den letzten Jahren so eine Art Hassliebe zu den Designern entwickelt. Die gestalten ja dauernd Klamotten, die man Ü40 einfach nicht mehr tragen kann – oder sollte. Zum Beispiel Spaghetti-Träger, Shorts und Miniröcke von der Breite eines Gürtels. Zum Glück ist wenigstens bauchfrei nicht mehr »in« … da müsste ich auf jeden Fall passen!

Manchmal liebe ich die Designer aber auch. Und zwar immer dann, wenn sie Trends ins Leben rufen, die mir entgegenkommen. Es gibt da so ein paar Favoriten, die mir sehr ans Herz gewachsen sind:

Das sind in erster Linie die Kleidungsstücke, die es einem erlauben, manche Dinge doch noch zu tragen, die man körperbedingt ohne sie bedauerlicherweise links liegen lassen müsste. Unverzichtbare Helferlein diesbezüglich sind beispielsweise meine heißgeliebten Leggings. Ob sie als Ersatz für lange Unterhosen dienen, als blickdichte Strumpfhose oder schlicht als etwas figurbetonterer Ersatz für die ausgebeulte Jogginghose – Leggings sind Multitalente. Gnädig verdecken sie unschöne Details wie Cellulite, Besenreiser, Krampfadern oder auch einfach einen schlecht rasierten Oberschenkel aufs Zuverlässigste und sind somit ein Geschenk für das alternde Bein. Wenn ich genau drüber nachdenke, auch für das junge – denn ich liebte sie in den 80er-Jahren schon einmal. Meine Beine hatten damals zwar noch kein Kaschieren nötig, aber meine Leggings bewahrten mich vor so mancher Blasenentzündung. Folglich nahm ich mit großem Bedauern zur Kenntnis, dass sie irgendwann weg vom Fenster waren, und entzückt feierte ich vor einigen Jahren ihr Comeback. Außerdem: Leggings sind nicht nur wahre Alleskönner, superbequem und tolerant zu sämtlichen Pölsterchen – sie sind auch geradezu wie eine Kapitalanlage zu betrachten. Denn ohne sie müsste ich kürzere Kleider, Jeans-Minis oder auch Longpullis schon längst aussortieren und neue Sachen kaufen, um den leeren Schrank zu füllen. Leggings forever, auch wenn viele Männer sie schrecklich finden … Da müssen die durch – dafür haben sie keine Cellulite!

Mein zweiter Favorit ist ein echter Insidertipp für alle Frauen, die – wie ich – zur Bauchbildung neigen und deshalb Jeans oft als unangenehm empfinden. Vor allem Hüftjeans, deren Bund gemeinerweise direkt unterhalb sämtlicher Röllchen wahlweise die Eierstöcke oder den Dickdarm abschnürt. Ich habe da ein Geheimnis, was kein Mensch mitbekommt, wenn man es nicht in ein Buch schreibt: Schwangerschaftsjeans! Wer sagt denn, dass man die nur kaufen darf, wenn eine Niederkunft bevorsteht? Abgesehen vom Bund sind die von normalen Jeans kaum zu unterscheiden. Es gibt sie in vielen coolen Waschungen und mit unterschiedlichsten Dehnbünden, die bei jedem Bauch für einen sicheren Sitz ohne Zwicken und Zwacken sorgen. Und mal ehrlich: Da Frau ab 40 es tunlichst vermeiden sollte, bauchfrei zu tragen, und stattdessen die T-Shirts lieber etwas länger ausfallen sollten, sieht den Bund sowieso kein Mensch. Da haben die Designer wirklich etwas Tolles erfunden! Deshalb haben sie es auch verdient, dass man diese Jeans kauft. Nicht, dass die bei der rückgängigen Geburtenrate noch zum Ladenhüter werden!

Es gibt nun aber leider auch Klamotten, die kann man weder mit Leggings noch mit Schwangerschaftsjeans kombinieren und sie hängen trotzdem im Schrank und wollen getragen werden. Zum Beispiel Sommerkleider, deren dünner Stoff locker um die Rundungen flattert. Hier kann man bei nachlassenden Konturen vor einem echten Problem stehen, vor allem, wenn der Wind einem entgegenbläst und der Stoff dann schonungslos alles abzeichnet, was man so zu bieten hat. Da hilft dann nur tarnen und täuschen. Oder auch bescheißen, was das Zeug hält. Hierfür haben findige Köpfe formende Wäsche erfunden. Die beschränkt sich längst nicht mehr auf Slips und Bodys mit korsettähnlicher Konstruktion, bei denen Ohnmachtsanfälle vorprogrammiert sind und deshalb das Riechfläschchen gleich mitgeliefert werden sollte. Mitnichten! Die Shapewear der modernen Frau hält den Speck nachgiebig-streng zusammen. Normalerweise kann man darin sogar atmen, es sei denn, man kauft das Teil zu klein. Ich kenne mich aus, ich habe alles und das in verschiedenen Größen: Miederunterkleider, die man getrost als Ganzkörperkondom sehen kann. Slips, die über dem Busen anfangen und erst direkt über dem Knie aufhören. Taillenmieder, die alles nach innen drücken, was unverschämterweise nach außen wächst. T-Shirts, deren fester Stoff das Schlimmste wegmogelt. BHs, die meinen Busen fast wieder wie früher formen, als sie noch gar nicht benötigt wurden. Und ich gebe ehrlich zu, mich ab und zu gern ein bisschen zu quälen. Die meisten Klamotten fallen einfach deutlich besser, wenn die Wogen darunter einigermaßen geglättet sind.

Wo man in die Breite wächst, muss man Länge vortäuschen, um die Proportionen wieder ins rechte Verhältnis zu rücken. Ha! Diese Blondinenweisheit wird irgendwann so berühmt werden wie der Satz des Pythagoras. Ich werde eine Formel dafür entwickeln müssen. Einstweilen behelfe ich mir mit dem optischen Beweis: Strickmäntel. Herrliche Kleidungsstücke und so überaus gnädig! Ein Strickmantel kaschiert alles, was schnöde Oberbekleidung nicht zu kaschieren vermag. Mühelos kann man darunter wabbelige Oberarme verstecken, Taillenröllchen oder auch Reiterschenkel. Und wenn er lang genug ist, der Strickmantel, wirkt man auch gleich um einige Zentimeter gestreckt, was dann wieder zur Breite passt. Gut, was? Außerdem leistet so ein Kleidungsstück gute Dienste an lauen Sommerabenden, weil man es so prima knitterfrei auf die Terrasse beim Lieblings-Italiener mitschleppen und bei Bedarf einfach überwerfen kann. Sie wissen ja: Im Alter zieht es überall!

Die elitäreren Brüder des Strickmantels sind der Gehrock und der Longblazer. Haben fast die gleichen kaschierenden Charaktereigenschaften wie ihr unkomplizierter Genosse, sie sind zwar meistens nicht so lang, wirken dafür aber noch salonfähiger. Kleiner Geheimtipp: Achten Sie beim Kauf unbedingt auf eine leicht taillierte Form, denn ich habe begeistert festgestellt, dass sogar ich mit einem gut geschnittenen Gehrock eine Taille vortäuschen kann! Wenn's nicht klappt, liegt das also keineswegs an Ihnen, sondern am verpatzten Schnitt der Klamotte.

Damit habe ich Ihnen meine Top fünf für den Kleiderschrank verraten. Wie aber sieht es in meinem Schatzkästchen, dem Schuhschrank, aus? Selbstverständlich habe ich auch hier meine Favoriten. Wie Sie wissen, bin ich ja ein echtes Spurrillensuchgerät. Soll heißen, ich finde mit meinen Absätzen mühelos jede Fuge im Kopfsteinpflaster, in Schuhabstreifern oder in Gittertreppen, wie sie gemeinerweise gerne in Parkhäusern,

Bürogebäuden oder Einkaufszentren verbaut werden. Wahrscheinlich, um die Kehrwoche zu sparen. Die Folge ist, dass man nach vielen einschlägigen Erfahrungen und kaputten Absätzen eher vorsichtig daherstöckelt, will man was hermachen und das Bein durch passendes Schuhwerk optisch strecken. Aber jetzt: Juhuuuu! Ich könnte sie herzen, küssen und mich zum Dank dumm und dämlich kaufen – die Schuh-Designer, die die Keilabsätze erfunden haben! Für mich sind sie eine Erlösung, bieten sie doch ein flaches Absatzgefühl auf hohem Niveau. Sozusagen ein echtes Must-have. I have it schon. Viele!

Nun kann es natürlich passieren, dass Sie trotz gut sortierten Kleider- und bestens gefüllten Schuhschranks morgens aufwachen und beim Blick in den Spiegel erschrecken. Dunkle Augenringe, verschwollene Lider, obwohl man weder zu viel Alkohol getrunken noch schlecht geschlafen hat, tiefe Falten, die durch Make-up eher noch betont werden, sowie wahlweise gerötete oder tränende Augen … Es ist leider eine Tatsache: So ein Gesicht wirkt nicht wacher und erholter im Alter! Doch auch hier kommt uns die Mode sehr entgegen. Ich freue mich ganz besonders über das Revival der Riesen-Sonnenbrillen! Was kann man hinter Fliege-Puck-Gläsern nicht alles verbergen und dabei noch inkognito sein und elegant aussehen wie Grace Kelly! Wie schrecklich muss es für die Damen gewesen sein, die älter wurden, als kleine Sonnenbrillen Mode waren … Mein Beileid an dieser Stelle! Auf jeden Fall ist eine Sonnenbrille ein Top-Accessoire, das sich doppelt rechnet – kann man es doch bei Bedarf einfach hochschieben und als Haarschmuck verwenden. Und nicht zu vergessen: Eine Sonnenbrille hat sogar einen medizinischen Nutzen, sie schont die Augen vor UV-Strahlung. Echt jetzt! Wissenschaftlich bewiesen!

Nachdem Sie jetzt modisch ausgerüstet sind, gilt es, die Psyche für die Wechseljahre fit zu machen. Da habe ich eine bahnbrechende, geradezu revolutionäre Weisheit für Sie, auf die Sie womöglich selbst schon gekommen sind. Sie lautet: Tun Sie das, was Ihnen guttut!

Sie müssen ja nicht gleich alles in einem Buch aufarbeiten – aber schweigen Sie diese anstrengende Lebensphase, in der wir uns befinden, auch nicht verschämt tot. Ich spreche hier zur Abwechslung wirklich mal aus Erfahrung. Kaum zu glauben, wie oft eine Hitzewelle im wahrsten Sinne des Wortes Schleusen öffnet. Das ist wie bei jungen Müttern, die spielend leicht Kontakte über die Kinder knüpfen, oder bei Hundebesitzern, die auch immer sofort ein gemeinsames Thema haben. Ob bei Aldi an der Kasse oder auf einer Party. Es gibt überall betroffene Frauen und die dürsten geradezu nach Austausch. Ich kann gar nicht mehr zählen, mit wie vielen Frauen – und durchaus nicht nur mit Freundinnen oder mit meiner Frau Dr. Untenrum – ich mich in den letzten beiden Jahren über Menstruationsrhythmen, Hängebusen, bioidentische Hormone, Homöopathie oder auch nachlassendes Gedächtnis und die erste Brille unterhalten habe. Bangemachen gilt nicht! Und es gibt auch keinen Grund dafür. Denn es bleibt ja fast keine (und übrigens auch fast keiner!) von den Wechseljahren verschont. Seien Sie also offen, suchen Sie den Erfahrungsaustausch! Je extrovertierter Sie mit dem Thema umgehen, desto unkomplizierter wird das Echo sein. Vergessen Sie nicht: Geteiltes Leid ist halbes Leid und nichts verbindet mehr als eine gemeinsam durchgestandene Hitzewelle. Fast wie Blutsbrüderschaft!

Und dann: Lachen Sie! Viel! Okay, Lachen verursacht Falten – aber netterweise genau die, auf die sich junge Frauen schon im Alter von 20 Jahren freuen. Bereits Albert Schweitzer hat's festgestellt: »Mit 20 Jahren hat jeder das Gesicht, das Gott ihm gegeben hat, mit 40 das Gesicht, das das Leben ihm gegeben hat, und mit 60 das Gesicht, das er verdient.« Meine Meinung dazu: Wenn ich schon nicht verhindern kann, dass mein Gesicht alt wird, kann ich aber wenigstens dafür sorgen, dass es nicht biestig-alt wird.

Unverzichtbar ist auch die folgende Richtlinie, auch wenn ich die selbst nicht befolge, wie Sie ja schon wissen: Schauen Sie nicht so genau hin! Auf gar keinen Fall sollten Sie die Brille aufsetzen, bevor Sie sich im Spiegel betrachten. Die nachlassende Sehkraft wirkt wie ein Weichzeichner – äußerst positiv fürs Selbstbewusstsein! Wenn Sie dann noch für ein vorteilhaftes Licht im Badezimmer sorgen, werden Sie morgens viel gestärkter aus dem Haus gehen und das Gefühl haben, immer noch mit jeder 20-Jährigen mithalten zu können. Neid, Hass und Missgunst, wenn Sie ein fensterloses Bad haben – ich persönlich würde manchmal am liebsten meine Badezimmerfenster zumauern, um das grelle Sonnenlicht auszusperren …

Und jetzt mal so ganz intim unter uns Pfarrerstöchtern: Da kann man noch so schlau daherschreiben und noch so viele Tipps lesen und befolgen, die dann sowieso nicht das Ergebnis bringen, das uns von der Werbung, von Stars oder auch Kosmetikerinnen, Beauty-Docs, Ernährungs-Gurus und Fitnesstrainern versprochen wird. Es ist leider ein Fakt: Der Verfall ist schwer aufzuhalten. Der mutige Kampf gegen Hormone, Hitzewallungen und Hängebusen ist schlicht und ergreifend verdammt anstrengend! Sich »gut zu halten« erfordert Zeit, permanente Mühe, viel Disziplin und möglichst einen dicken Geldbeutel. Denn auch wenn Sie nicht in dem Maße dem Kaufrausch verfallen wie ich – sich gut zu kleiden ist nun mal nicht günstig. Gute Kosmetik auch nicht. Und eventuelle chirurgische Eingriffe erst recht nicht. Tut mir leid, diese Erkenntnisse so knallhart preisgeben zu müssen.

Aber vielleicht haben Sie das alles ja auch noch gar nicht nötig!? In jedem Buch, das sich mit dem Altern beschäftigt, werden Kriterien aufgelistet, woran man erkennt, ob man tatsächlich alt ist oder sich nur so fühlt. Natürlich dürfen die auch hier nicht fehlen. Das Besondere an der folgenden ultimativen Liste: Alles ist von der Autorin selbst erlebt und durchlitten! Machen Sie den Test – so können Sie auf einen Blick feststellen, ob es sich noch lohnt, ein paar neue Schuhe zu kaufen!

Sie sind alt, wenn ...

- Ihnen der Türsteher vor der Disco sagt: »Gönn doch deiner Tochter noch ein bisschen Spaß und komm in zwei Stunden wieder!«
- Ihnen ein abgerissen gekleideter junger Mann mit hoch gestellten grün-rot-weißen Haaren mitten in der Fußgängerzone Ihren heruntergefallenen Autoschlüssel aufhebt und sagt: »Sie haben da etwas verloren!« (HALLOOOO? »SIE« SAGT DER ZU IHNEN??? UNVERSCHÄMTHEIT!!!)
- die Apothekenhelferin Ihren Bauch mustert und Ihnen ohne zu fragen die Baby-Zeitung zu Ihrer Pilzcreme packt – dabei verursacht Ihnen doch nur das schwere Essen vom Vorabend fürchterliche Blähungen.
- die Apothekenhelferin Ihren Bauch mustert und Ihnen TROTZDEM NICHT die Baby-Zeitung zu Ihrer Pilzcreme packt.
- Sie schon wieder in der Apotheke sind und Ihnen die Apothekenhelferin ohne zu fragen die *Apotheken Umschau* und den Senioren-Ratgeber sowie einen Wandkalender mit kitschigen Gemälden zu Ihrem ABC-Pflaster, der Gleitcreme und den Inkontinenzwindeln einpackt.
- es in Ihrem Schlafzimmer nach alter Frau riecht. Soll heißen: Die verschiedenen Sälbchen für Muskelschmerzen, Intim-

beschwerden und Hormonsubstitution sowie der Franz-
branntwein zum Einreiben übertünchen den Duft Ihrer
sündhaft teuren Gesichtscreme.

▶ Sie erfolglos versuchen, sich ein Ticket für die S-Bahn zu
lösen, an der Technik scheitern und Sie eine 16-jährige
Schülerin vor dem Schwarzfahren bewahren muss.

▶ Sie jeden Tag jemand anders fragt, ob Sie schlecht geschlafen
haben.

▶ Sie die Verkäuferin im Schuhgeschäft darauf aufmerksam macht,
dass der Laden auch Schuhe für Hallux-Valgus-Füße hätte.

▶ Sie die Farbe Beige tragen und finden, dass sie ihrem Teint
schmeichelt.

▶ Sie sich dabei erwischen, wie Sie im Kaufhaus oder im Fahr-
stuhl die Musik mitsummen oder -pfeifen.

▶ Sie innerhalb eines Jahres mehrmals bei Leuten zum Geburtstag eingeladen sind, deren Wiegenfest im Gemeindeblatt
bekannt gegeben wird und denen auch der Bürgermeister
und der Pfarrer gratulieren – und diese Geburtstagskinder
sind nicht mit Ihnen verwandt.

▶ Sie Ihren Geburtstag oder Silvester am liebsten im kleinen Kreis
mit Raclette feiern, anstatt eine große Sause zu veranstalten.

▶ Sie finden, dass Ihre Freunde alt aussehen.

▶ Sie beim Anblick von Justin Bieber Milcheinschüsse bekommen statt anderweitiger Gefühle.

▶ die Leute anfangen zu sagen, dass Sie jung aussehen. (Das hab
ich von Karl Dall geklaut.)

▶ Sie bei jeder neuen Moderichtung denken: »Das hab ich doch
noch von früher im Schrank.« (Schade, passt aber leider nicht
mehr.)

▶ Sie beim Anblick Ihres Kleiderschranks beschließen, dass Sie
nichts mehr brauchen, weil Ihnen sein Inhalt bis zum Lebens-
ende reicht.

- ► Sie bei der Gründung der Rolling Stones live dabei waren und das ohne Windeln.
- ► Sie nicht mehr mit Ihren Zähnen schlafen. (Frei zitiert nach Enzo Petrucci)

BLONDINE
SAGT DANKE!

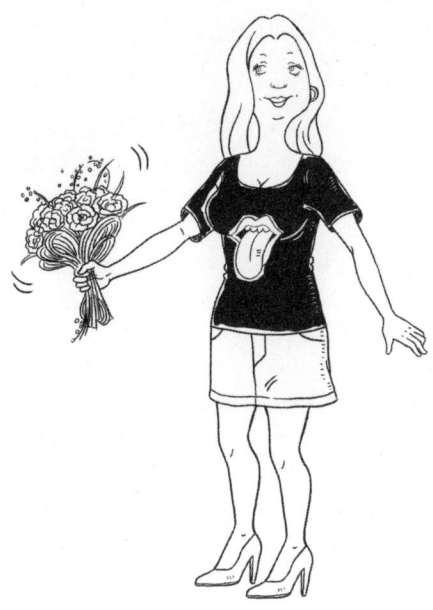

>>Schreiben ist hart, man kommt nur
schwer dahinter, wann man aufhören muss.<<
PETER USTINOV

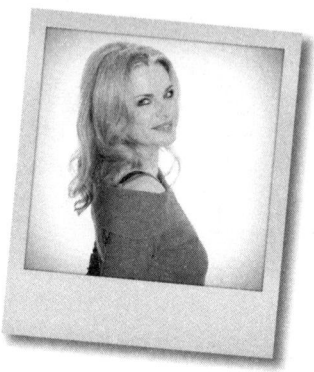

A tmen Sie nicht so laut auf! Ich hab das genau gehört. Aus rechtlichen Gründen muss ich jetzt noch erwähnen, dass alle in diesem Buch genannten Personen zwar real existieren, sich inzwischen aber von einem renommierten Schönheitschirurgen in Brasilien komplett verändern ließen und unter falschem Namen auf einer Obstplantage in Legoland leben. Man nennt so etwas im Fachjargon Zeugenschutzprogramm.

Noch etwas: Eventuelle Rechtschreib- und Grammatikfehler sind mir von meiner Lektorin untergejubelt worden. Das machen wir immer so, unter Lektorinnen. Es ist ein arglistiger Test, ob es die andere merkt. Und schließlich: Alle meine Dummheiten sind zur Nachahmung nicht empfohlen und schon gar nicht, wenn Sie unter 25 Jahre alt sind und einen BMI von unter 22 haben. Und überhaupt; Jeder ist anders. Sogar ich.

So, mehr fällt mir jetzt zum Thema Blondine, Wechseljahre, Best Ager und Alterungsprozess beim besten Willen nicht ein. Ich lasse dann wieder von mir lesen, wenn ich eine reizende alte Dame geworden bin. Vielleicht stehe ich bis dahin sogar zum Friedhofsblond. Und womöglich kann ich ja dann auch beurteilen, ob das Beste noch kommt im Leben.

Jetzt danke ich erst einmal allen, die mich bis hierher begleitet haben. Als da wären im Besonderen:

► Der Göttergatte – für seine frustrierte Geduld, wenn ich mal wieder stundenlang am Laptop hockte, statt mir von ihm mein iPhone erklären zu lassen. Außerdem hat er als bekennender Nichtleser dieses Manuskript von vorn bis hinten durchgelesen. Ein echtes Opfer.

► Meine Mutter, die immer gute Ratschläge hat (diese Eigenschaft hat sie wohl von mir), auch wenn ich sie nicht immer befolge.

► Meine Freundinnen Jeanette, Andrea, Dagmar, Sandra, Verena, Carolin und Christel für ihre nie endende Inspiration.

► Meine Schwestern Petra und Cathrin, die mich ebenfalls jeden Dienstag mit ihren Erlebnissen füttern.

► Alle Kolleginnen und Kollegen, die meine Besserwisserei seit Jahren mit stoischer Ruhe ertragen und – so dünkt es mich bisweilen – sogar schätzen. Ihr seid irgendwie alles kleine Masochisten.

► Meine Ärzte, weil sie allesamt tatsächlich Originale sind. Ich musste fast gar nichts erfinden.

► Meiner Lektorin Sylvia für ihre Unterstützung und dafür, dass sie unbedingt wissen wollte, ob es nicht bitte, bitte, doch auch irgendetwas Positives an den Wechseljahren gibt.

► All den netten Mitarbeitern des Verlags Schwarzkopf & Schwarzkopf und Sabine Tuch, die mein Manuskript so wohlwollend korrigiert hat. Keine leichte Aufgabe mit mir!

► Allen, die versprochen haben, mein Buch zu kaufen und sogar zu lesen. Ich werde per Strichliste kontrollieren, ob ihr Wort gehalten habt!

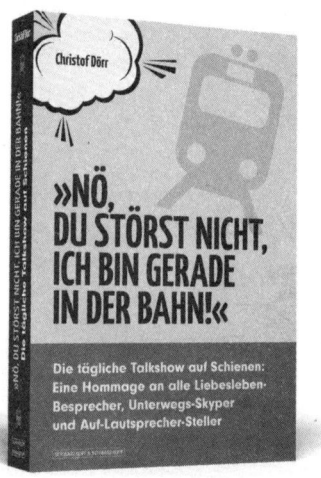

SCHATTENPARKER ...

AUS DEM ALLTAG EINES FAHRLEHRERS
DAS BUCH FÜR ALLE MIT UND OHNE FÜHRERSCHEIN!

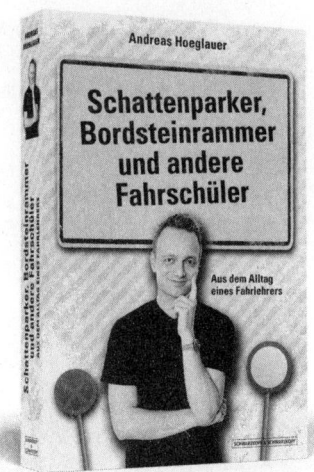

**SCHATTENPARKER, BORDSTEINRAMMER
UND ANDERE FAHRSCHÜLER**
AUS DEM ALLTAG EINES FAHRLEHRERS
Von Andreas Hoeglauer
288 Seiten, Taschenbuch
ISBN 978-3-86265-220-4 | Preis 9,95 €

Das kann ich auch!, denkt sich Andreas Hoeglauer, als er einem Fahrlehrer bei der Arbeit über die Schulter sieht. Hier ein bisschen mosern, dort etwas loben und dann noch ein paar lockere Sprüche klopfen – was soll an dem Job schon so schwer sein?

Doch bereits an seinem ersten Arbeitstag merkt er: Die Schüler fit für die Straße zu machen kann eine nervenaufreibende Angelegenheit sein.

Da ist zum Beispiel der feierfreudige Moritz, dem nach einer durchzechten Nacht ein Malheur im Schulungswagen passiert. Und die liebestolle Bianca, die Andreas vor und nach jeder Fahrstunde anzügliche SMS schickt. Doch so hartnäckig seine Schützlinge auch daran arbeiten, ihn aus der Ruhe zu bringen – Andreas bleibt souverän.

Das Buch ist eine humorvolle Liebeserklärung an den Beruf des Fahrlehrers.

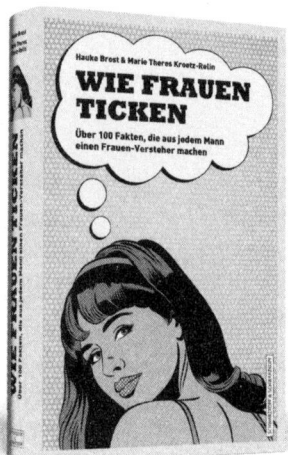

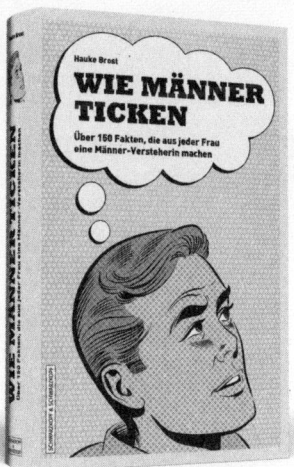

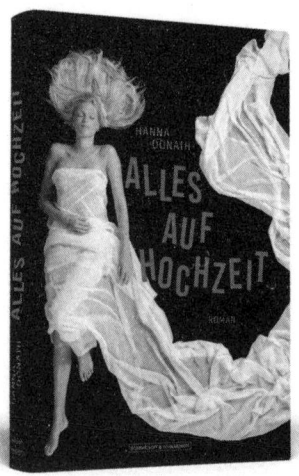

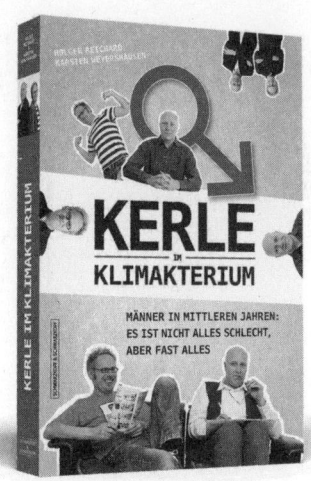

DIE AUTORIN

Danielle Rohrer, geboren 1964, arbeitet als Lektorin und Werbetexterin in einer Werbeagentur. Sie ist verheiratet und lebt mit ihrem Mann und ihrer Wasserschildkröte Snubby in der Nähe von Stuttgart. Zuletzt veröffentlichte sie den humorvollen Haustierratgeber »Mein Leben als Wasserschildkröte«.

Danielle Rohrer
WECHSELJAHRE EINER BLONDINE
Vom mutigen Kampf gegen Hormone,
Hitzewallungen und Hängebusen

ISBN 978-3-86265-207-5

Coverfotos und Fotos im Innenteil: © Moritz Thau
Illustrationen: Jana Moskito

KATALOG
Wir senden Ihnen gern kostenlos unseren Katalog.
Schwarzkopf & Schwarzkopf Verlag GmbH
Kastanienallee 32, 10435 Berlin
Telefon: 030 – 44 33 63 00
Fax: 030 – 44 33 63 044

INTERNET | E-MAIL
www.schwarzkopf-schwarzkopf.de
info@schwarzkopf-schwarzkopf.de